Psychotherapie: Manuale

Frank Petrak

Ältere Menschen mit Diabetes und Depression

Ein kognitiv-verhaltenstherapeutisches Manual

Mit 13 Abbildungen

Unter Mitarbeit von
Martin Hautzinger, Stephan Herpertz
und Matthias J. Müller

Springer

Frank Petrak
Zentrum für Psychotherapie Wiesbaden, Wiesbaden

Mitarbeiter
Martin Hautzinger
Universität Tübingen, FB Psychologie, Klinische Psychologie, Tübingen

Stephan Herpertz
LWL-Universitätsklinikum Ruhr-Universität Bochum, Bochum

Matthias J. Müller
Klinik für Psychiatrie und Psychotherapie Gießen und Marburg-Süd, Nieder-Olm

Ergänzendes Material finden Sie unter http://extras.springer.com
ISBN: 978-3-662-52910-2

ISBN 978-3-662-52910-2 978-3-662-52911-9 (eBook)
DOI 10.1007/978-3-662-52911-9

Die Deutsche Nationalbibliothek verzeichnet diese Publikation in der Deutschen Nationalbibliografie; detaillierte bibliografische Daten sind im Internet über http://dnb.d-nb.de abrufbar.

Springer

Umschlaggestaltung: deblik Berlin

Gedruckt auf säurefreiem und chlorfrei gebleichtem Papier

Springer ist Teil von Springer Nature
Die eingetragene Gesellschaft ist Springer-Verlag GmbH Berlin Heidelberg

Vorwort

Weltweit sind im Jahre 2015 etwa 415 Millionen Menschen von der Volkskrankheit Diabetes mellitus betroffen, wobei seit vielen Jahren ein starker Anstieg der Fallzahlen zu beobachten ist. Ein wichtiger Faktor zur Erklärung der zunehmenden Diabetesprävalenzen ist unter anderem die, weltweit gesehen, gestiegene Lebenserwartung und Zunahme von Menschen mit einem Lebensalter von 65 Jahren und mehr. In Deutschland wird geschätzt, dass etwa 7–9% der erwachsenen Bevölkerung an einem diagnostizierten Diabetes leiden. Depressionen treten bei Menschen mit Diabetes im Vergleich zu denen ohne Diabetes etwa doppelt so häufig auf. So beträgt die Depressionsprävalenz in kontrollierten Studien etwa 9%. Zählt man jedoch auch subklinische Depressionssymptome hinzu, erhöht sich die Zahl der Betroffenen auf etwa 25% (▶ Abschn. 1.1).

Insbesondere bei älteren Betroffenen ist die Komorbidität von Diabetes und Depressionen potenziell lebensbedrohlich, da Depressionssymptome mit Hyperglykämie, mikro- und makrovaskulären Diabeteskomplikationen sowie einer deutlich erhöhten Mortalität einhergehen. Auffallend ist dabei, dass älteren Patienten bereits bei leichten depressiven Symptomen eine deutliche Risikoerhöhung für diabetesbezogene Komplikationen und vorzeitiger Mortalität zeigen. Die Betroffenen beklagen eine erhebliche Beeinträchtigung der gesundheitsbezogenen und diabetesspezifischen Lebensqualität und ihre Therapieadhärenz ist deutlich vermindert. Ältere Diabetespatienten zeichnen sich im Unterschied zu jüngeren dadurch aus, dass Depressionen bei ihnen oftmals zusätzlich mit funktionalen und kognitiven Beeinträchtigungen assoziiert sind (▶ Abschn. 1.2).

Viele ältere Menschen haben sich gut an die Veränderungen dieses Lebensabschnitts angepasst und erleben das Älterwerden als bereichernd und zufriedenstellend. Für eine nicht unerhebliche Anzahl von Betroffenen trifft dies jedoch weniger zu. So sind subsyndromale bzw. leichte depressive Symptome bei älteren Menschen häufig anzutreffen. Die Gründe hierfür sind individuell unterschiedlich und vielfältig, aber sicherlich auch auf die spezifische Lebenssituation älterer Menschen zurückzuführen. Diese ist in vielen Fällen von einem gleichförmigen und wenig abwechslungsreichen Alltag geprägt. Verstärkende Faktoren aus früheren Lebensabschnitten, wie z. B. Anerkennung im Berufsleben, sind seltener vorhanden oder entfallen. Häufig kommen verschiedene Belastungen zusammen, wie zunehmende körperliche Gebrechen, geringere finanzielle Ressourcen und soziale Kontakte, eingeschränkte Mobilität oder Tod und Erkrankung der Sozialpartner. Diese Gegebenheiten können zu Anpassungsschwierigkeiten und Problemen führen. Therapeutische Programme zu Depressionsbehandlungen müssen sich daher in ihrem Aufbau und in ihrer Didaktik speziell an die Gegebenheiten der Betroffenen in dieser Lebensphase anpassen.

Insbesondere wenn chronische körperliche Erkrankungen hinzukommen, wie bei älteren Menschen mit Typ-2-Diabetes, erfordert eine Depressionsbehandlung eine interdisziplinäre Perspektive: Aus psychotherapeutischer Sicht ist das zentrale Therapieziel die Remission einer Depression und die Prophylaxe weiterer depressiver Episoden. Angestrebt wird auch eine gelungene Krankheitsbewältigung bezüglich des Diabetes, mit einem besonderen Fokus auf eine verbesserte Therapieadhärenz bezüglich der Diabetesbehandlung. Aus diabetologischer Perspektive fokussieren die medizinischen Behandlungsziele auf eine prognostisch günstige Stoffwechseleinstellung und die Vermeidung bzw. Behandlung diabetesbezogener Komplikationen. Da sowohl medizinische als auch psychologische Behandlungsziele im erheblichen Maße vom Verhalten der Patienten abhängen, ist die interdisziplinäre Sichtweise und Zusammenarbeit aller beteiligten Berufsgruppen (Psychotherapeuten, Hausärzte, Diabetologen, Diabetesberaterinnen) von zentraler Bedeutung.

Obwohl ältere Menschen besonders häufig von subsyndromalen und leichten depressiven Symptomen betroffen sind, wurde diese Patientengruppe in der Konzeption und Überprüfung spezieller Behandlungsmöglichkeiten bislang kaum berücksichtigt. Mit dem vorliegenden Buch wird nun erstmals ein kognitiv-verhaltenstherapeutisches Therapiekonzept (▶ Kap. 3 und 4) vorgestellt, welches speziell zur Behandlung von älteren Diabetespatienten mit leichten depressiven Störungen entwickelt und im

Rahmen einer randomisierten kontrollierten Studie evaluiert wurde. Verglichen wurde das hier vorgestellte Therapiekonzept einer diabetesspezifischen kognitiven Gruppenverhaltenstherapie für Ältere (KVT), eine Gesprächs- und Aktivitätengruppe, und eine intensivierte, ärztliche Standardbehandlung. Die Studie wurde im Rahmen des Kompetenznetz Diabetes mellitus vom Bundesministerium für Bildung und Forschung finanziert und in verschiedenen Studienzentren und diabetologischen Schwerpunktpraxen und Ambulanzen multizentrisch durchgeführt.

Die Studienergebnisse (▶ Kap. 6) belegen eine gute Wirksamkeit aller überprüften Interventionen, wobei bei konsequenter Nutzung der KVT der Effekt dieser Behandlung am stärksten zu sein scheint. Eine besondere Effektivität der KVT konnte in der Prävention von schweren Depressionsverläufen für diese Patientengruppe belegt werden. Insgesamt handelt es sich bei dem hier vorgestellten Therapiekonzept um eine wissenschaftlich gut evaluierte Behandlungsoption für ältere Menschen mit leichten Depressionen und Typ-2-Diabetes.

Die beschriebenen therapeutischen Techniken und Strategien des Manuals können von verhaltenstherapeutisch qualifizierten Psychotherapeuten sowohl im Rahmen einer Einzeltherapie auf den Einzelfall als auch im Rahmen einer Gruppentherapie auf die jeweiligen Erfordernisse der Gruppe angepasst werden (▶ Kap. 5).

Das vorliegende Fachbuch richtet sich in erster Linie an Psychotherapeuten, Ärzte und auch an Diabetesberater. Angesichts der Zielgruppe werden Grundkenntnisse zum Diabetes bzw. zu Depressionen vorausgesetzt, sodass auf die Beschreibung der Krankheitsbilder und auf diagnostische Aspekte an dieser Stelle verzichtet wird (entsprechende Grundlagen finden sich im Lehrbuch *Psychodiabetologie* von Petrak und Herpertz 2013).

Nach einer sehr knappen Einführung zur Thematik der Komorbidität von Diabetes und Depressionen, insbesondere bei älteren Betroffenen, wird das Therapiemanual mit konkreten Angaben zur Vorgehensweise in den einzelnen Therapiesitzungen vorgestellt. Die Mehrzahl der herangezogenen therapeutischen Techniken orientiert sich an etablierten Vorgehensweisen, die bezüglich diabetesspezifischer Aspekte modifiziert bzw. ergänzt wurden. Die Beschreibung zur Vorgehensweise erfolgt auf einem hohen Detailniveau, wobei an vielen Stellen Formulierungsvorschläge für die Therapeuten angeboten werden, die keinesfalls verbindlich gemeint sind, sondern zur Veranschaulichung des praktischen Vorgehens dienen sollen.

Alle Therapiematerialien sind in ▶ Kap. 3 und 4 beschrieben. Das ergänzende Patientenbegleitbuch ist ein wichtiger Bestandteil des Gruppenprogramms und enthält alle Inhalte und Übungen der einzelnen Sitzungen. Das Begleitbuch soll regelmäßig und begleitend während der Sitzungen herangezogen werden und dient dem selbstständigen Arbeiten und Nachlesen zwischen den Sitzungen. Zur Vereinfachung der Aushändigung an Patienten, können Therapiematerialien und Patientenbegleitbuch kostenfrei auf der Internetseite »Springer Extras« (http://extras.springer.com/) heruntergeladen werden.

Noch ein Hinweis zum Text: Im Sinne der Lesbarkeit wird darauf verzichtet, beide Geschlechterformen zu nennen. Wenn von »Therapeut« oder »Teilnehmer« die Rede ist, sind grundsätzlich immer beide Geschlechter gemeint.

Abschließend möchten wir uns bei allen Ärzten, Psychologen, Diabetesberatern und kooperierenden Forschern bedanken, die durch ihre engagierte Mitarbeit dieses Projekt ermöglicht haben. Ganz besonders bedanken wir uns bei allen Patienten, die sich zu einer Behandlung im Rahmen einer Studie bereit erklärt haben. Wir freuen uns, die ermutigenden Ergebnisse dieser interdisziplinären Studie zum erhofften Wohle der Betroffenen nun auch zur praktischen Umsetzung im klinischen Alltag vorstellen zu können.

Frank Petrak
zusammen mit Martin Hautzinger,
Stephan Herpertz, Matthias J. Müller
(für die MIND-DIA Arbeitsgruppe)
Bochum, im Mai 2016

Inhaltsverzeichnis

III Anpassung und Evaluation des Therapiemanuals

Einführung in das Krankheitsbild

Typ-2-Diabetes mellitus und Depression bei älteren Menschen

Frank Petrak

F. Petrak et al., *Ältere Menschen mit Diabetes und Depression*,
DOI 10.1007/978-3-662-52911-9_1, © Springer-Verlag Berlin Heidelberg 2017

Wer mit der Diagnose Diabetes konfrontiert wird, steht vor der schwierigen Aufgabe, eine chronische Erkrankung und damit verbundene Einschränkungen zu akzeptieren. Die Diabetesbehandlung dauerhaft in den Alltag zu integrieren fällt oft schwer und viele Betroffene erleben ein Gefühl von Überforderung und beeinträchtigter Lebensqualität.

Forschungsergebnisse belegen, dass auch solche leichten depressiven Verstimmungen das Risiko für einen ungünstigen Krankheitsverlauf des Diabetes, insbesondere bei älteren Menschen massiv erhöhen. Bei der sog. »leichten Depression« leiden die Betroffenen unter Depressionssymptomen, welche noch nicht so schwer sind, dass sie als eigentliche Depression gelten, die aber dennoch das Wohlbefinden deutlich vermindern. Obwohl eine große Gruppe von Patienten betroffen ist, sind bislang kaum Methoden entwickelt worden, welche auf die spezifischen Bedürfnisse von Diabetikern in der Altersgruppe von Menschen ab 65 Jahren abgestimmt sind.

1.1 Epidemiologie depressiver Störungen bei Diabetes mellitus

Depressive Störungen treten bei Menschen mit Diabetes etwa zweimal so häufig auf, wie bei Menschen ohne Diabetes. So leiden etwa 9 % der Diabetespatienten unter Depressionen, während dies in Kontrollgruppen ohne Diabetes nur bei 5 % der Untersuchten der Fall ist. Bezieht man auch diejenigen ein, die klinisch bedeutsame Depressionssymptome aufweisen, ohne alle Kriterien einer depressiven Störung zu erfüllen, steigt die Anzahl der Betroffenen auf ein Viertel aller Menschen mit Diabetes (vs. 14 % in Kontrollgruppe ohne Diabetes; Anderson et al. 2001).

Aus diesen Zahlen lässt sich ableiten, dass in Deutschland etwa 1,6 bis 2 Mio. Menschen mit Diabetes an klinisch relevanten depressiven Symptomen leiden. Ältere Menschen sind die am stärksten wachsende Gruppe in europäischen Populationen und weisen überproportional häufig depressive Symptome auf (Weyerer et al. 2008). Allerdings erfüllen viele älteren Menschen mit beeinträchtigenden depressiven Symptomen nicht die Kriterien einer depressiven Störung im engeren Sinne. Dementsprechend wird ihre Symptomatik als »minor depression«, »subklinische« oder »subsyndromale« Depression bezeichnet.

1.2 Wechselwirkungen zwischen Diabetes mellitus und Depression

Die Wechselwirkungen zwischen Depression und Diabetes sind bidirektional: So ist nicht nur das Risiko erhöht, bei einem bereits bestehenden Diabetes zusätzlich eine Depression zu entwickeln, sondern auch umgekehrt haben depressive Menschen ein um 37–60 % erhöhtes Risiko im Verlauf ihrer affektiven Störung zusätzlich an einem Typ-2-Diabetes zu erkranken (Knol et al. 2006; Mezuk et al. 2008).

Erklärungen zur Wechselwirkung zwischen Diabetes und Depression

Die Forschungsergebnisse zur Erklärung dieser Interaktionen sind aufgrund ihrer Vielzahl und der Heterogenität der Ergebnisse schwer zu überblicken und ein allgemein anerkanntes ätiopathogenetisches Modell steht derzeit noch aus.

Zur Erklärung der wechselseitigen Komorbidität konkurrieren verschiedene Hypothesen. So wird angenommen, dass Depressionen sich reaktiv aufgrund der Belastungen durch den Diabetes entwickeln. Dabei können körperliche Symptome, wie eine anhaltende Hyperglykämie, zur Erschöpfung und Verminderung der Konzentrationsfähigkeit führen und dadurch depressive Symptome begünstigen (Nefs et al. 2012). Aber auch das Bewusstsein, chronisch erkrankt zu sein, und verschiedene Einschränkungen und Anforderungen durch die Diabetesbehandlung können einen erheblichen Stressfaktor darstellen und depressive Symptome begünstigen. Letztere Hypothese wird durch Beobachtungen gestützt, wonach bei einem diagnostizierten Diabetes das Depressionsrisiko deutlich erhöht ist, während dies bei einem nicht diagnostizierten Diabetes nicht der Fall ist (Golden et al. 2008; Icks et al. 2008). Auch der beobachtete Zusammenhang zwischen dem Auftreten von Diabeteskomplikationen und nachfolgenden Depressionen (Golden et al. 2008; Fisher et al. 2008) legt die Erklärung einer reaktiven psychischen Symptomatik nahe.

Andere Hypothesen weisen auf gemeinsame biologische Mechanismen beider Störungen hin: So wird angeführt, dass depressive Menschen körperlich inaktiver sind und meist einen Hyperkortisolismus sowie weitere hormonelle Veränderungen aufweisen (u. a. erhöhte Ausschüttung von Katecholaminen, Wachstumshormonen, Glucagon; Rustad et al. 2011). Zudem wird eine Verminderung der Insulinwirkung durch eine Überaktivierung des Immunsystems angenommen (Musselman et al. 2003). Diese Faktoren begünstigen eine adipöse Entwicklung, Insulinresistenz sowie eine vermehrte Ausschüttung proinflammatorischer Marker, u. a. aufgrund von Gefäßschädigungen. Proinflammatorische Zytokine wiederum scheinen die Entwicklung depressiver Symptome zu begünstigen, so dass von sich wechselseitig verstärkenden Teufelskreisen auszugehen ist (Rustad et al. 2011; Moulton et al. 2015a; Stuart u. Baune 2012).

Zusammenfassend besteht ein weitgehender Konsens, dass es sich bei der Komorbidität von Diabetes und Depression um eine komplexe Wechselwirkung psychischer und somatischer Aspekte beider Erkrankungen handelt, die für Erklärungs- und Behandlungsansätze in ihrem Zusammenwirken berücksichtigt werden müssen (Musselman et al. 2003; Moulton et al. 2015a).

Auswirkungen der Komorbidität von Diabetes mellitus und Depression

Eine Vielzahl von Forschungsergebnissen weist auf erhebliche gesundheitliche Risiken durch die Komorbidität von Diabetes und Depression hin. Treten beide Störungen gemeinsam auf, ist die Prognose des Diabetes ungünstiger, da depressive Störungen mit Hyperglykämie (Lustman et al. 2000), mikro- und makrovaskulären Komplikationen (De Groot et al. 2001) sowie einer deutlich erhöhten Mortalität (Egede et al. 2005; Richardson et al. 2008; Bot et al. 2012) assoziiert sind.

Die Lebensqualität der Betroffenen ist erheblich vermindert (Moussavi et al. 2007) und diabetesbezogene Belastungen werden als deutlich beeinträchtigender empfunden (Hermanns et al. 2006). Gut belegt ist auch die deutlich größere Schwierigkeit depressiver Menschen mit Diabetes, die Behandlungsempfehlungen zu befolgen. So wurde beobachtet, dass mit zunehmendem Schweregrad der Depression die Diabetesmedikamente weniger regelmäßig eingenommen werden und die Zufriedenheit mit der Diabetestherapie sinkt. Außerdem ernähren sich depressive Patienten mit Diabetes ungesünder, sie sind körperlich inaktiver und übergewichtiger bzw. adipöser und sie rauchen häufiger als nicht depressive Menschen mit Diabetes (Lin et al. 2004; Ciechanowski et al. 2000).

Ältere Betroffene als Hochrisikogruppe

Insbesondere ältere depressive Menschen mit Diabetes müssen nach den Ergebnissen mehrerer prospektiver Studien als Risikopatienten betrachtet werden: So konnte in einer großen prospektiven Kohortenstudie an älteren, männlichen Betroffenen ein signifikanter Zusammenhang zwischen Depressionen und anhaltender Hyperglykämie (Richardson et al. 2008a, 2008b), sowie erhöhter Mortalität (Richardson et al. 2008a) gezeigt werden. Beispielhaft sei auch auf eine weitere Kohortenstudie von Black et al. (2003) hingewiesen in der älterer Probanden (≥65 Jahre zu Beginn der Studie) prospektiv über einen Zeitraum von 7 Jahren untersucht wurden. Dabei wurde beobachtet, dass die Komorbidität von Diabetes und Depression im Vergleich zu Probanden der Kohortenstudie ohne Diabetes und Depression (die Referenzgruppe) mit einem 2,4-fach erhöhten Risiko für makrovaskuläre Komplikationen assoziiert war (Diabetes ohne Depression: 1,4-fach). Bei den mikrovaskulären Komplikationen hatten depressive Diabetespatienten je nach Schweregrad ein 8,6- bis 11,3-fach erhöhtes Risiko (Diabetes ohne Depression: 2,3-fach). Auch das Mortalitätsrisiko war für depressive Patienten mit Diabetes 4,6- bis 4,9-fach erhöht (Diabetes ohne Depression 1,9-fach).

Besonders hervorzuheben ist die Tatsache, dass sich die negativen Auswirkungen der Depression bereits bei leichten depressiven Symptomen zeigen, ein Zustand der in der Praxis nur selten als behandlungsbedürftig eingestuft wird (Katon et al. 2004).

Ein umfassendes und gut validiertes Erklärungsmodell für die deutliche Risikoerhöhung bei älteren depressiven Diabetespatienten steht derzeit noch aus. Ältere Patienten zeichnen sich im Unterschied zu jüngeren dadurch aus, dass bei ihnen funktionale und kognitive Beeinträchtigungen häufiger auftreten. Diese können die Umsetzung des Diabetesselbstmanagement erschweren und damit zu einer schlechteren Prognose beitragen. So ist beispielsweise die meist eingeschränkte Mobilität älterer Diabetespatienten bei einer komorbid vorliegenden Depression oft zusätzlich verringert. Diese Patienten haben einen eingeschränkten Bewegungsradius und sind häufiger auf Gehhilfen angewiesen als Patienten ohne depressive Störung(Bruce 2006).

Auch auf kognitiver Ebene zeigt sich, dass die Gedächtnisleistung depressiver ältere Diabetiker besonders vermindert ist (Moulton et al. 2015a). Zur Erklärung der kognitiven Beeinträchtigungen in dieser Patientengruppe wurde die sog. vaskuläre Depression infolge zerebrovaskulärer Schädigungen diskutiert, wenngleich hier abschließende Befunde fehlen. Kernmerkmale der vaskulären Depression sind eine späte Erstmanifestation der depressiven Symptome (erste Episode >60 Jahre), stärkere funktionale und kognitive Beeinträchtigungen und Hinweise auf zerebrovaskuläre Schädigungen (Sneed 2006).

Zusammenfassend handelt es sich bei depressiven älteren Menschen mit Diabetes um eine ausgesprochene Risikogruppe. Neben den bekannten Beeinträchtigungen durch die Komorbidität von Depression und Diabetes liegen hier zusätzliche spezifische funktionale und kognitive Einschränkungen vor. Aktuelle Erklärungsmodelle unterscheiden sich in Teilbereichen von denen jüngerer Patienten (Moulton et al. 2015b). Dementsprechend sollten Therapieansätze bei depressiven Diabetespatienten über 65 Jahren die besonderen Einschränkungen in dieser Patientengruppe berücksichtigen und verbleibende Ressourcen intensiv und individuell nutzen.

1.3 Therapie komorbider Depressionen bei Diabetes mellitus

1.3.1 Forschungsstand zur Therapie komorbider Depressionen bei Diabetes

Interventionen zur Behandlung von Depressionen bei Menschen mit Diabetes werden seit 1998 systematisch evaluiert (Lustman et al. 1998). Untersucht wurden überwiegend drei Gruppen von Behandlungen: psychologische Interventionen, psychopharmakologische Behandlungen und flexible Kombinationen beider Ansätze.

Psychologische Behandlungen umfassten überwiegend Problemlösestrategien, Beratungsansätze und kognitive Verhaltenstherapie, während zur medikamentösen Behandlungen meist selektive Serotoninwiederaufnahmehemmer (SSRI) evaluiert wurden. Kombinierte Therapien wurden insbesondere in den USA evaluiert. Bei diesen sog. »Collaborative-Care«- und »Stepped-Care«-Ansätzen wurden psychologische und medikamentöse Behandlungen nach bestimmten Algorithmen und je nach Ansprechen auf einzelne Behandlungsschritte flexibel angeboten bzw. kombiniert. Dieses Studiendesign erlaubt es nicht, wirksame Komponenten der Behandlung zu identifizieren und/oder die Überlegenheit einer Komponente gegenüber einer anderen zu testen. Aussagen lassen sich lediglich darüber treffen, ob dieser kombinierte Behandlungsansatz im Unterschied zu einer Standardbehandlung Vorteile bringt (Petrak et al. 2015a).

Ergebnisse verschiedener Metaanalysen zur Wirksamkeit der Behandlungen von Depressionen bei Menschen mit Diabetes ergeben folgendes Bild (van der Feltz-Cornelis et al. 2010; Baumeister 2014; Atlantis 2014):

In Bezug auf die depressive Symptomatik konnte klar gezeigt werden, dass verschiedene psychologische und pharmakologische Interventionen, ebenso wie kombinierte Ansätze effektiv sind, wobei meist moderate Effektstärken erreicht wurden. Damit sind diese Behandlungsansätze vergleichbar effektiv wie bei depressiven Menschen ohne Diabetes.

Die Ergebnisse zur Verbesserung der Stoffwechseleinstellungen sind weit heterogener und zeigen widersprüchliche Ergebnisse. Studien, in denen eine positive Beeinflussung des HbA_{1c} beobachtbar war, erbrachten bestenfalls geringgradige bis moderate Effekte.

Stichprobenselektionseffekte und andere methodische Probleme der meisten Studien schränken die Generalisierbarkeit der Befunde zur Depressionsbehandlung bei Diabetes ein: So wurden fast alle Studien im Bereich der Primärversorgung durchgeführt, weshalb Aussagen zu Patienten in spezialisierten diabetologischen Praxen und Ambulanzen, sowie zu stationär behandelten Patienten (Sekundär- und Tertiärversorgung) kaum durch wissenschaftliche Evidenz gestützt werden. Des Weiteren wurde die Mehrzahl der Studien in den USA durchgeführt, deren Gesundheitssysteme nur schwer mit jenem in Deutschland vergleichbar sind. Kaum untersucht wurde bislang die differenzielle Effektivität der Behandlungen bei unterschiedlichen Diabetestypen und weiteren Merkmalen (z. B. Qualität der Stoffwechseleinstellung vor Behandlungsbeginn, Diabeteskomplikationen, Alter der Patienten), obwohl sie im Versorgungsalltag durchaus relevant sein können und im Einzelfall zu berücksichtigen sind.

Zusammenfassend lassen sich depressive Störungen bei Menschen mit Diabetes durch unterschiedliche Interventionen vergleichbar gut behandeln wie bei Menschen ohne Diabetes. Bislang konnten keine Therapieansätze identifiziert werden, die außerdem zuverlässig in der Lage sind, die Qualität der Stoffwechseleinstellung der Betroffenen zu verbessern. Da Therapievergleichsstudien zwischen aktiven Interventionen für diese Patientengruppe kaum vorliegen, bleibt auch die Fragestellung nach der effektivsten Behandlungsmethode bislang offen (Petrak et al. 2015a).

Obwohl ältere Menschen besonders häufig von subklinischen bis leichten depressiven Verstimmungen betroffen sind (Weyerer et al. 2008), wurden speziell auf die Situation dieser Patientengruppe in der Konzeption und Überprüfung angepasste Behandlungsmöglichkeiten bislang kaum berücksichtigt. Dies war auch der Grund für die Konzeption des vorliegenden Manuals.

1.3.2 Einordnung des Therapiemanuals in den gegenwärtigen Forschungsstand

Das vorliegende Therapiemanual stellt eine Ausarbeitung eines Behandlungskonzepts dar, in dem überwiegend bewährte verhaltenstherapeutische Standardtechniken der Depressionsbehandlung (Hautzinger 2009, 2013; Kühner u. Weber 2001;) für die Behandlung von älteren depressiven Menschen mit Diabetes angepasst wurden.

Mit einem Behandlungsumfang von insgesamt 26 Sitzungen (verteilt auf 2 Vorgespräche, 12 Sitzungen in der Kurzzeitphase und weiteren 12 Sitzungen in etwa monatlichen Abständen in der Langzeitphase) ist die »Behandlungsdosis« höher als in den überwiegend amerikanischen Studien. In der MIND-DIA-Studie erfolgten verschiedene Maßnahmen zur Qualitätssicherung. Diese umfassten die Qualifikation der Therapeuten (durchweg psychologische Psychotherapeuten mit abgeschlossener Ausbildung oder in der Ausbildung mit begleitender Supervision), intensive Trainings zur Einarbeitung und fortlaufende videogestützte Supervision während der Behandlungen. Durch die fortlaufende Überprüfung und Förderung der Manualtreue konnte sichergestellt werden, dass die Patienten auch tatsächlich die Behandlung erhielten, wie sie im Manual beschrieben wurde. Damit kann die Validität der Aussagen zur Evaluation dieser Therapie als gut gesichert gelten (Petrak et al. 2013, 2015b).

Bislang liegt für den deutschen Sprachraum kein ausgearbeitetes und publiziertes Manual vor, welches die Verhaltenstherapie bei älteren depressiven Diabetikern beschreibt. Das vorliegende Behandlungskonzept kann, angesichts des aktuellen Forschungsstandes, als Beispiel für eine psychotherapeutische »State-of-the-Art«-Behandlung bei älteren Menschen mit Depression und Diabetes betrachtet werden.

Literatur

Anderson RJ, Freedland KE, Clouse RE, Lustman PJ (2001) The prevalence of comorbid depression in adults with diabetes: a meta-analysis. Diabetes Care; 24(6):1069–1078

Atlantis E, Fahey P, Foster J (2014) Collaborative care for comorbid depression and diabetes: a systematic review and meta-analysis. BMJ Open 4(4):e004706

Baumeister H, Hutter N, Bengel J (2014) Psychological and pharmacological interventions for depression in patients with diabetes mellitus – an abridged Cochrane review. Diabetic Medicine; 31(7):773-786

Black SA, Markides KS, Ray LA (2003) Depression Predicts Increased Incidence of Adverse Health Outcomes in Older Mexican Americans With Type 2 Diabetes. Diabetes Care 26(10):2822–2828

Bot M, Pouwer F, Zuidersma M, van Melle JP, de Jonge P (2012) Association of coexisting diabetes and depression with mortality after myocardial infarction. Diabetes Care 35(3):503–509

Bruce DG, Casey G, Davis WA, et al. (2006) Vascular depression in older people with diabetes. Diabetologia 49(12):2828–2836

Ciechanowski PS, Katon WJ, Russo JE (2000) Depression and diabetes: impact of depressive symptoms on adherence, function, and costs. Arch Intern Med 160(21):3278–3285

De Groot M, Anderson R, Freedland K, Clouse R, Lustman P (2001) Association of depression and diabetes complications: a meta-analysis. Psychosom Med 63(4):619–630

Egede LE, Nietert PJ, Zheng D (2005) Depression and All-Cause and Coronary Heart Disease Mortality Among Adults With and Without Diabetes. Diabetes Care 28(6):1339–1345

Fisher L, Skaff MM, Mullan JT, Arean P, Glasgow R, Masharani U (2008) A longitudinal study of affective and anxiety disorders, depressive affect and diabetes distress in adults with Type 2 diabetes. Diabet Med 25(9):1096–1101

Golden SH, Lazo M, Carnethon M, et al. (2008) Examining a bidirectional association between depressive symptoms and diabetes. Jama 299(23):275–219

Hautzinger M (2009) Depression im Alter: Erkennen, bewältigen, behandeln. Ein kognitiv-verhaltenstherapeutisches Gruppenprogramm. Beltz, Weinheim

Hautzinger M (2013) Kognitive Verhaltenstherapie bei Depressionen. Beltz, Weinheim

Hermanns N, Kulzer B, Krichbaum M, Kubiak T, Haak T (2006) How to screen for depression and emotional problems in patients with diabetes: comparison of screening characteristics of depression questionnaires, measurement of diabetes-specific emotional problems and standard clinical assessment. Diabetologia 49(3):469–477

Icks A, Kruse J, Dragano N, et al. (2008) Are symptoms of depression more common in diabetes? Results from the Heinz Nixdorf Recall study. Diabet Med 25(11):1330–1336

Katon W, Simon G, Russo J, et al. (2004) Quality of depression care in a population-based sample of patients with diabetes and major depression. Med Care 42(12):1222–1229

Knol MJ, Twisk JW, Beekman AT, Heine RJ, Snoek FJ, Pouwer F (2006) Depression as a risk factor for the onset of type 2 diabetes mellitus. A meta-analysis. Diabetologia 49(5):837–845

Kühner C, Weber I (2001) Depression vorbeugen. Ein Gruppenprogramm nach R.F. Muňos. Hogrefe, Göttingen

Lin EH, Katon W, Von Korff M, et al. (2004) Relationship of depression and diabetes self-care, medication adherence, and preventive care. Diabetes Care 27(9):2154–2160

Lustman PJ, Anderson RJ, Freedland KE, de Groot M, Carney RM, Clouse RE (2000) Depression and poor glycemic control: a meta-analytic review of the literature. Diabetes Care 23(7): 934–942

Lustman PJ, Griffith LS, Freedland KE, Kissel SS, Clouse RE (1998) Cognitive behavior therapy for depression in type 2 diabetes mellitus. A randomized, controlled trial. Ann Intern Med 129(8):613–621

Mezuk B, Eaton WW, Albrecht S, Golden SH (2008) Depression and type 2 diabetes over the lifespan: a meta-analysis. Diabetes Care 31(12):2383–2390

Moulton CD, Pickup JC, Ismail K (2015a) The link between depression and diabetes: the search for shared mechanisms. Lancet Diabetes Endocrinol 3(6):461–471

Moulton CD, Stewart R, Amiel SA, Laake JP, Ismail K. (2015b) Factors associated with cognitive impairment in patients with newly diagnosed type 2 diabetes: a cross-sectional study. Aging Ment Health 11:1–8

Moussavi S, Chatterji S, Verdes E, Tandon A, Patel V, Ustun B (2007) Depression, chronic diseases, and decrements in health: results from the World Health Surveys. Lancet 370(9590):851–858

Musselman DL, Betan E, Larsen H, Phillips LS (2003) Relationship of depression to diabetes types 1 and 2: epidemiology, biology, and treatment. Biol Psychiatry 54(3):317–329

Nefs G, Pouwer F, Denollet J, Kramer H, Wijnands-van Gent CJ, Pop VJ (2012) Suboptimal glycemic control in type 2 diabetes: a key role for anhedonia? J Psychiatr Res 46(4):549–554

Petrak F, Herpertz S (2013) Psychodiabetologie. Springer, Heidelberg

Petrak F, Herpertz S, Albus C, et al. (2013) Study protocol of the Diabetes and Depression Study (DAD): a multi-center randomized controlled trial to compare the efficacy of a diabetes-specific cognitive behavioral group therapy versus sertraline in patients with major depression and poorly controlled diabetes mellitus. BMC Psychiatry 13:206

Petrak F, Baumeister H, Skinner TC, Brown A, Holt RI (2015a) Depression and diabetes: treatment and health-care delivery. Lancet Diabetes Endocrinol 3(6):472–485

Petrak F, Herpertz S, Albus C, et al. (2015b) Cognitive Behavioral Therapy Versus Sertraline in Patients With Depression and Poorly Controlled Diabetes: The Diabetes and Depression (DAD) Study: A Randomized Controlled Multicenter Trial. Diabetes Care 38(5):767–775

Richardson LK, Egede LE, Mueller M (2008a) Effect of race/ethnicity and persistent recognition of depression on mortality in elderly men with type 2 diabetes and depression. Diabetes Care 31(5):880–881

Richardson LK, Egede LE, Mueller M, Echols CL, Gebregziabher M (2008b) Longitudinal effects of depression on glycemic control in veterans with Type 2 diabetes. Gen Hosp Psychiatry 30(6): 509–514

Rustad JK, Musselman DL, Nemeroff CB (2011) The relationship of depression and diabetes: pathophysiological and treatment implications. Psychoneuroendocrinology 36(9):1276–1286

Sneed JR, Roose SP, Sackeim HA (2006) Vascular depression: A distinct diagnostic subtype? Biol Psychiatry 60(12):1295–1298

Stuart MJ, Baune BT (2012) Depression and type 2 diabetes: inflammatory mechanisms of a psychoneuroendocrine co-morbidity. Neurosci Biobehav Rev 36(1):658–676

van der Feltz-Cornelis CM, Nuyen J, Stoop C, et al. (2010) Effect of interventions for major depressive disorder and significant depressive symptoms in patients with diabetes mellitus: a systematic review and meta-analysis. Gen Hosp Psychiatry 32(4):380–395

Weyerer S, Eifflaender-Gorfer S, Kohler L, et al. (2008) Prevalence and risk factors for depression in non-demented primary care attenders aged 75 years and older. J Affect Disord 111(2–3): 153–163

Therapiemanual

Einführung

Frank Petrak

F. Petrak et al., *Ältere Menschen mit Diabetes und Depression*,
DOI 10.1007/978-3-662-52911-9_2,

2.1 Rahmenbedingungen und Voraussetzungen

Anzahl der Sitzungen

Das Programm umfasst insgesamt 12 zweistündige Gruppentherapiesitzungen, die in der Kurzzeitphase in wöchentlichen Abständen durchgeführt werden. Zudem ist ein 60-minütiges Vorgespräch vorgesehen, das den Einstieg in die Gruppe erleichtern soll und der Psychoedukation und Informationsvermittlung dient. Eine Woche vor Gruppenbeginn findet ein weiterer etwa einstündiger Termin zur Erklärung der Schrittzähler sowie offener Fragen statt.

Das Programm ist als teiloffenes Gruppenkonzept konzipiert, wobei die Teilnehmer jeweils zu Beginn der Module »Aktivitätenaufbau«, »Kognitionen« und »Krankheitsbewältigung« einsteigen können. Während die Module selbst inhaltlich nicht aufeinander aufbauen, sondern als einzelne Bausteine zu sehen sind, begleitet das Thema »Schrittzähler« die Teilnehmer über alle Sitzungen. Dies ist vom Gruppenleiter zu beachten.

Im Anschluss an die Kurzzeitphase erfolgt die 12-monatige Langzeitphase mit monatlichen Sitzungen. In der Langzeitphase sind 4 Sitzungen zur Rückfallprophylaxe enthalten, die anderen Sitzungen dienen der Wiederholung und Auffrischung.

A. **Einstiegsphase** (zwei Vorgespräche à ca. 60 min)
   1. Psychoedukation und Informationsvermittlung
   2. Klärung offener Fragen sowie technische Erklärung der Schrittzähler à 60 min

B. **Kurzzeitphase:** 12 Sitzungen (à 120 min) über 12 Wochen
   3. Modul: Aktivitätenaufbau
   4. Modul: Kognitionen
   5. Modul: Krankheitsbewältigung

C. **Langzeitphase:** 12 Sitzungen (à 120 min) über 12 Monate
   6. Rückfallprophylaxe
   7. Stabilisierung und Wiederholung des bisher Erlernten

Teilnehmerzahl

In der Kurz- und Langzeitphase besteht eine Therapiegruppe aus 4 bis 8 Teilnehmern und wird von einem Psychotherapeuten geleitet.

Zielgruppe

Das Programm ist für die Behandlung von älteren Menschen (zwischen 65 und 85 Jahren) mit subklinischen bis leichten depressiven Störungen und Typ-2-Diabetes konzipiert.

Vorgehen

Die Kurzzeitphase dient der Einführung in alle relevanten Techniken und Themen. In der Langzeitphase werden diese erneut aufgegriffen und vertieft.

Gerade bei älteren Teilnehmern ist eine hohe Strukturierung der einzelnen Sitzungen wichtig, um die Informationsaufnahme zu erleichtern. Daher sind die einzelnen Sitzungen immer nach folgendem Schema aufgebaut: Begrüßung, Wiederholung der letzten und Ausblick auf die aktuelle Sitzung, Besprechung der Übungsaufgaben bzw. Zielanpassung bei den Schrittzählern, Einführung in das neue Thema, Pause, Weiterarbeit und Wiederholung des neuen Themas, Fazit, Stundenbewertung und Abschluss. Der genaue Ablauf wird zu Beginn jeder Sitzung am Flipchart oder anhand der entsprechenden Folie dargestellt. Die Stundenbewertung erfolgt über eine kurze Möglichkeit zur freiwilligen Rückmeldung am Stundenende sowie mithilfe von Beurteilungsbögen. Die Beurteilungsbögen finden sich im Manual einmalig zur Ansicht (Abb. 3.11, Abb. 3.12, Abb. 3.13), werden jedoch als separate Arbeitsmaterialien nach jeder Gruppensitzung ausgeteilt und sowohl von den Patienten als auch vom Therapeuten ausgefüllt.

Weiterhin ist darauf zu achten, dass kein Frontalunterricht stattfindet, sondern die Gruppen den Charakter eines Seminars haben und die Themen mithilfe von persönlichen Beispielen der Teilnehmer erarbeitet werden. Die Bereiche Depression, Diabetes und Alter sollen dabei berücksichtigt werden. Bei jeder Intervention werden die Erfahrungen und Beispiele der Teilnehmer aufgegriffen und integriert.

Im Manual werden Wortlautbeispiele angeführt, diese dienen der groben Orientierung und sollen individuell den Patienten angepasst bzw. interaktiv gestaltet werden und ggf. durch kurze Pausen unterbrochen werden. Es soll eine möglichst klare und einfache Sprache mit kurzen Sätzen benutzt werden, um die Informationsverarbeitungskapazität der Teilnehmer nicht zu überfordern.

Die Zeitangaben der einzelnen Themenblöcke verstehen sich als ungefähre Einschätzungen und müssen den Bedürfnissen der einzelnen Teilnehmer sinnvoll angepasst werden. Pro Sitzung ist eine Pause von jeweils 10 Minuten vorgesehen. Auch diese Vorgabe kann individuell den Wünschen der Teilnehmer angepasst werden. Bei Bedarf werden mehrere kurze Pausen eingeplant.

Wenn einzelne Teilnehmer neu einsteigen, Schwierigkeiten mit Inhalten haben, oder wenn Probleme thematisiert werden sollen, die für das Gruppensetting ungeeignet sind, können zusätzlich kurze, etwa 10- bis 15-minütige Einzelgespräche vor oder nach einer Gruppensitzung angeboten werden. Dies soll jedoch kein paralleles Angebot darstellen.

Besonderheiten im therapeutischen Vorgehen bei älteren Patienten

Der Gruppenleiter sollte sich in der Arbeit mit älteren Patienten bewusst machen, in welcher besonderen Situation sich diese Menschen aufgrund ihres höheren Lebensalters befinden. Die Patienten sind oft einer gleichförmigen Stimulussituation ausgesetzt, in welcher der der immer gleichförmige Alltag wenig Abwechslung bietet. Die Verstärker von früher, wie z. B. Anerkennung im Berufsleben, sind weniger geworden. Das nahende Lebensende oder auch die Erkenntnis, viele Dinge nicht mehr erreichen zu können, schränken die Zukunftsperspektive manchmal deutlich ein. Außerdem sieht sich der ältere Mensch nicht selten mit vielen Belastungen konfrontiert. So müssen sich viele Patienten mit zunehmenden körperlichen Gebrechen auseinandersetzen, verfügen über geringere finanzielle Ressourcen und auch die sozialen Kontakte sind durch eingeschränkte Mobilität oder durch Tod und Erkrankung der Sozialpartner deutlich weniger geworden. Diese Gegebenheiten können zu Anpassungsschwierigkeiten und Problemen führen. Andererseits haben sich viele Ältere auch wiederum sehr gut den Veränderungen angepasst und erleben das Älterwerden als bereichernden und zufriedenstellenden Lebensabschnitt. Der Leiter sollte sich demnach auf die verschiedensten Lebensweisen einstellen und grundsätzlich eine optimistische Haltung im Umgang mit den älteren Patienten haben (nach Maercker 2002b; Eberhardt u. Plattner 1999; Braun u. Zeyfang 2005).

Folgende Aspekte sollten in der praktischen Durchführung der verhaltenstherapeutischen Interventionen in Bezug auf die ältere Zielgruppe berücksichtigt werden:

1. **Langsameres Vorgehen:** Aufgrund der reduzierten Seh- und Hörfähigkeit ist es wichtig, das Tempo sowie die Darbietung den individuellen Bedürfnissen anzupassen und ggf. Pausen einzuplanen. Das Vorgehen sollte Schritt für Schritt, in einfachen, gut verständlichen Einheiten erfolgen. Die Aufnahme neuer Inhalte wird durch Wiederholungen erleichtert.
2. **Strukturierung:** Strukturierung des Stundenablaufes mit nachvollziehbaren Instruktionen.
3. **Fokus auf das Thema:** In den Gruppensitzungen ist vom Therapeuten ein besonders aktives Vorgehen gefordert, um starkes Abschweifen vom Thema zu verhindern. Die Aufmerksamkeit der Patienten soll immer wieder behutsam auf das Thema gelenkt werden, indem der Beitrag jedes Einzelnen wertgeschätzt wird, dann aber wieder gezielt zum Thema gefragt wird. Auch kann offen vermittelt werden, dass der Beitrag sehr interessant ist, dieser aber im Augenblick leider nicht weiter verfolgt werden kann. Wichtig ist, den roten Faden der Sitzung beizubehalten. Die Teilnehmer können sich jedoch gerne in der Pause oder nach der Gruppe weiter austauschen.
4. **Multimodale Instruktionen:** Um die vorhandenen kognitiven Kapazitäten optimal zu nutzen, ist ein mehrkanaliges Lernen unumgänglich, d. h. verschiedene Sinnesmodalitäten sollten angesprochen werden. Aufgrund der Tatsache, dass das visuelle Gedächtnis länger erhalten bleibt als das verbale Gedächtnis, werden die Inhalte nicht nur verbal präsentieren, sondern auch visuell durch Abbildungen. Gerade im Begleitbuch werden die Inhalte der einzelnen Sitzungen nochmals schriftlich wiederholt und durch Abbildungen illustriert.
5. **Problem- und Alltagsorientierung:** Die Themen sollten dem Alltag und der spezifischen Problematik der Patienten entsprechen. Daher werden die Erfahrungen und Erlebnisse der Teilnehmer aufgegriffen und, darauf aufbauend, das jeweilige Thema entwickelt. Immer wieder sollten Beispiele aus dem Teilnehmerkreis in die Erklärungen mit einfließen.
6. **Gedächtnishilfen:** Neben den Begleitbüchern werden die Patienten angeregt, sich ggf. Notizen zu machen. Auch werden Termine, Telefonnummern etc. schriftlich notiert. Strategien, um Vergessen vorzubeugen, können an gegebener Stelle auch gemeinsam erarbeitet werden. Der Therapeut sollte hier sehr geduldig, wertschätzend und lösungsorientiert vorgehen.
7. **Explizite Berücksichtigung vorhandener Ressourcen:** Vorhandene Fähigkeiten müssen regelmäßig genutzt und gestärkt werden, sonst gehen sie verloren. Das Wissen der Teilnehmer über ihre Stärken kann genutzt werden, ebenso ihre Lebenserfahrung und Kenntnisse im Umgang mit früheren Problemen und Konflikten.
8. **Konfrontationen** dürfen nur sehr behutsam angewendet werden. Selbstwertbedrohliche Überforderungssituationen, wie sie möglicherweise in klassischen Rollenspielen entstehen können, sind zu vermeiden. Der Therapeut unterlässt negative Rückmeldungen an einzelne Patienten in der Gruppe. Bei Rückmeldungen, die als Kritik aufgefasst werden könnten, sollte er sich vorher vergewissert haben, dass der Patient dies wünscht.
9. **Vermeidung von Frontalunterricht:** Es findet kein »Frontalunterricht« statt, die Gruppe hat Seminarcharakter. Frontalunterricht führt, wie Studien (z. B. Trento et al., 1998) zeigen, zu keinerlei Verhaltensänderung.

Neueinsteiger

Die Neueinsteiger werden zu Beginn der Gruppe kurz mit Namen vorgestellt, anschließend stellen sich alle anderen Teilnehmer in einer kurzen Vorstellungsrunde selbst vor. Hierbei kann der Leiter bei Bedarf einspringen und bestimmte Angaben der Teilnehmer ergänzen, um Anknüpfungspunkte herzustellen (z. B. Frau X kommt aus Frankfurt-Bornheim und hat 5 Enkel ...). Außerdem kann darauf hingewiesen werden, dass in der Pause bzw. am Ende der Sitzung genug Zeit ist, sich untereinander näher kennenzulernen. Die Verwendung von Namensschildern erleichtert zudem das Kennenlernen. Zur Stärkung der Gruppenkohäsion oder auch zur Auflockerung kann optional eine kurze 5-minütige Partnerübung bzw. ein Partnerinterview zu bestimmten Fragen/Themen durchgeführt werden. Hierbei befragen sich zwei Teilnehmer gegenseitig und stellen dann im Plenum den jeweils anderen Partner bzw. dessen Antworten vor.

Schrittzähler

Im Rahmen der Therapiestudie wurde das Modell »Walking Style Pro« der Firma Omron verwendet. Aufgrund der permanenten technischen Weiterentwicklung von Schrittzählern sollte jeweils ein geeignetes Gerät verwendet werden, welches gut validiert ist und ein sehr einfaches und anschauliches Feedback der Ergebnisse liefert.

Idealerweise sollte der Gruppenleiter selbst einen Schrittzähler verwenden und bei sich tragen, um den Teilnehmern glaubwürdig und kompetent den Sinn und Zweck vermitteln zu können.

Während des Einführungstermins zum Thema Schrittzähler, eine Woche vor Gruppenbeginn, wird den Teilnehmern ein Schrittzähler ausgehändigt. Dabei soll der Schrittzähler nicht als medizinisches Messgerät dargestellt werden. Vielmehr soll den Teilnehmern ein spielerischer Umgang damit vermittelt werden, um eventuelle Hemmungen vor der Technik abzubauen. Dabei zeigt der Leiter immer wieder seinen eigenen Schrittzähler bzw. erklärt durch Einbringen eigener Erfahrungen mit dem Schrittzähler die Anwendung.

Um die individuelle Baseline zu ermitteln, ist es wichtig, dass die Teilnehmer den Schrittzähler 7 Tage ohne Unterbrechung tragen und sich dabei »wie immer« verhalten, d. h. nicht mehr oder weniger bewegen.

Nach Erhebung der Baseline soll der Teilnehmer eine Woche lang selbst versuchen, seine Schrittzahl ohne Vorgaben zu steigern. Darauf aufbauend werden mit jedem Teilnehmer kurz-, mittel- und langfristige Mobilitätsziele erarbeitet, die zu Beginn und am Ende jedes Moduls aufgegriffen und bei Bedarf verändert werden. Außerdem werden in jeder Gruppensitzung die Fortschritte, Probleme und Erfahrungen mit den Schrittzählern und die Mobilitätssteigerung thematisiert und die Ziele kontinuierlich weiterverfolgt. Dabei ist es besonders wichtig, die Teilnehmer nicht zu überfordern und auf eine angemessene Zielsetzung zu achten. Jedes Bemühen der Teilnehmer wird verstärkt.

Während der Kurzzeitphase werden die Schrittzähler durchgängig getragen, in der Langzeitphase sollten gelegentliche Messungen für jeweils eine Woche erfolgen, um die Aktivitäten nicht aus den Augen zu verlieren. Darüber hinaus bleibt es den Teilnehmer überlassen, ob die Schrittzähler weiter getragen werden. Während es in der Kurzzeitphase um eine Steigerung der Bewegung und Mobilität geht, wird in der Langzeitphase die Aufrechterhaltung und Stabilisierung der erreichten Ziele angestrebt.

Begleitbuch

Das Begleitbuch ist ein wichtiger Bestandteil des Gruppenprogramms und enthält alle Inhalte und Übungen der einzelnen Sitzungen. Das Begleitbuch soll regelmäßig und begleitend während der Vorgespräche und Sitzungen herangezogen werden und dient dem selbstständigen Arbeiten und Nachlesen zwischen den Sitzungen. Es enthält ausreichend Raum für persönliche Notizen und Anmerkungen. Auch in der Langzeitphase soll es regelmäßig herangezogen werden, um die einzelnen Inhalte zu wiederholen und zu vertiefen. Es ist von großer Wichtigkeit, dass der Therapeut die Bedeutung des Begleitbuches immer wieder hervorhebt (z. B. indem positive Erfahrungen der Patienten mit dem Buch thematisiert werden).

Die wichtigsten interaktionellen Leitlinien für den Gruppenleiter

1. **Werthaltung:** Die generelle Haltung ist wohlwollend, unterstützend und ressourcenorientiert.
2. **Freiwilligkeit:** Es wird kein Druck auf die Patienten bzgl. ihrer Mitarbeit ausgeübt. Alle Teilnehmer entscheiden selbst, inwieweit sie sich einbringen möchten. Möglich sind motivierende Ansprachen, wobei auch hier der Patient selbst entscheidet, ob er antworten möchte oder nicht.
3. **Akzeptanz:** Wichtig ist eine hohe Akzeptanz aufseiten des Therapeuten bezüglich anderer Ansichten, Haltungen und Lebensstile. Um Reaktanz zu vermeiden, sollten Diskussionen im Sinne von »angestrengter Überzeugungsarbeit« unterlassen werden.
4. **Umgang mit Konflikten und Kritik:** Konflikte sollten in der Gruppe nicht offen thematisiert werden, bei Bedarf kann ein Einzelgespräch angeboten werden. Wird Kritik von den Gruppenteilnehmern offen geäußert, so sollte der Leiter dies aufgreifen, als »engagierte, eigenverantwortliche Mitarbeit« verstärken und sich bemühen, gemeinsam mit der Gruppe eine möglichst konstruktive Lösung zu finden. Bei Kommentaren zu Übungen wie »Das bringt doch nichts!« sollte der Leiter die Erfahrungen der anderen Teilnehmer erfragen, um verschiedenen Sichtweisen, Einstellungen und Herangehensweisen Raum zu geben. Außerdem sollte der Gruppenleiter im Verlauf des Programms immer wieder betonen, dass im Rahmen des Gruppenprogramms viele verschiedene

Strategien und Techniken vorgestellt werden, wobei nicht alles für jeden geeignet sein muss. Die Aufgabe der Teilnehmer besteht darin, verschiedene Dinge auszuprobieren, um herauszufinden, welche Strategien für sie individuell geeignet sind.
5. **Transparenz:** Wichtig ist transparentes Vorgehen, d. h. wiederholte, angemessen formulierte, theoretische Begründungen der Vorgehensweise. Für die Patienten sollte zudem stets nachvollziehbar sein, welche Ziele gerade angestrebt werden. Hierbei darf kein Druck auf die Teilnehmer ausgeübt werden, die zugrunde liegenden Ansichten und Modelle teilen zu müssen.
6. **Integration:** Es ist darauf zu achten, dass Neueinsteiger gut in die Gruppe integriert werden, ggf. muss der Leiter dies unterstützen. Falls nötig oder wenn die Gruppe sich völlig neu zusammensetzt, können oben beschriebene Partnerübungen eingesetzt werden. In der Gruppe darf kein Teilnehmer zum Außenseiter werden, d. h. Feindseligkeiten und Aggressionen gegenüber Einzelnen sowie deren Bloßstellen vonseiten des Leiters oder auch der anderen Gruppenmitglieder sind unbedingt zu vermeiden.

2.2 Was tun, wenn ein Gruppenmitglied stirbt?

Aufgrund des Alters der Zielgruppe, der Multimorbidität und der langen Laufzeit vor allem in der Langzeitphase kann der Fall eintreten, dass ein Gruppenmitglied stirbt. Darauf sollte der Gruppenleiter vorbereitet sein. Der Tod eines Gruppenmitglieds stellt für die Gruppe und den Gruppenleiter eine schwierige Situation dar und erfordert vom Gruppenleiter ein besonders sensibles Vorgehen.

Bei den Teilnehmern können verschiedene Ängste in unterschiedlichstem Ausmaß wachgerufen werden. Die eigene Sterblichkeit kann bewusster werden und der eigene Gesundheitszustand kann in den Fokus der Aufmerksamkeit geraten. Auch die Erinnerung an den verstorbenen Teilnehmer oder andere verstorbene Angehörige oder Bekannte kann geweckt werden.

Der Leiter sollte über den Todesfall nicht einfach hinweggehen, sondern das Ereignis den anderen Teilnehmern offen mitteilen und dann die damit zusammenhängenden Bedürfnisse der Teilnehmer aufgreifen. Diese können von Gruppe zu Gruppe sehr unterschiedlich sein.

Nachdem die Teilnehmer in Kenntnis gesetzt wurden, sollte der Leiter fragen, wie die Teilnehmer nun weiter vorgehen bzw. die Stunde gestalten möchten und an dieser Stelle einige Vorschläge unterbreiten. Zum Beispiel können die Teilnehmer, wenn gewünscht, eine Schweigeminute einlegen und/oder sich über einen begrenzten Zeitraum (ca. 30 Minuten) mit dem Todesfall und den dadurch ausgelösten Gedanken/Ängsten/Erinnerungen auseinandersetzen.

Möglicherweise wünscht die Gruppe auch keine Auseinandersetzung, dies sollte vom Leiter akzeptiert werden.

Wenn deutlich wird, dass der Todesfall ausreichend thematisiert wurde, soll der Leiter einen klaren Abschluss finden und, wenn noch Zeit bleibt, das für die Stunde vorgesehenen Thema aufgreifen.

Literatur

Braun A, Zeyfang A (2008) Strukturierte Schulung für geriatrische Patienten mit Diabetes mellitus. Diabetologe 4:355–360

Eberhardt T, Plattner A (1999) Verhaltenstherapie bei Morbus Alzheimer. Hogrefe: Göttingen

Maercker A (2002b) Psychologie des höheren Lebensalters: Grundlagen der Alterspsychotherapie und klinischen Gerontopsychologie. In Maercker A (Hrsg) Alterspsychotherapie und klinische Gerontopsychologie. Springer, Berlin, S 158

Das Gruppenprogramm

Frank Petrak

F. Petrak et al., *Ältere Menschen mit Diabetes und Depression*,
DOI 10.1007/978-3-662-52911-9_3, © Springer-Verlag Berlin Heidelberg 2017

3.1 Vorgespräch I (60 min): Psychoedukation

- **Ziele**
  - Erleichterung des Überganges in die Gruppe
  - Informationsvermittlung und Psychoedukation
  - Zielsetzung
- **Inhalte**
  1. Begrüßung, Klärung der Formalitäten und der Erwartungen, Vorstellung des Gruppenprogramms
  2. Gruppenregeln
  3. Psychoedukation I: Informationen zum Thema »Diabetes und Depression«
  4. Psychoedukation II: Entstehung und Aufrechterhaltung von Depressionen
  5. Zielsetzung: »Was möchte ich erreichen?«
  6. Verabschiedung
- **Material**
  - Abbildung »Der Teufelskreis« (▫ Abb. 3.1)
  - Abbildung »Individueller Teufelskreis« (▫ Abb. 3.2)
  - Abbildung »Abwärtsspirale« (▫ Abb. 3.3)
  - Abbildung »Aufwärtsspirale« (▫ Abb. 3.4)
  - Arbeitsblatt 1: Meine Ziele für das Gruppenprogramm (▫ Abb. 3.5)

3.1.1 Begrüßung, Klärung der Formalitäten und Erwartungen, Vorstellung des Gruppenprogramms

Das Vorgespräch dient vor allem dem ersten Kennenlernen und der Information zu den Angeboten des Programms. Dabei stellt sich der Therapeut kurz vor und macht einige Angaben zum eigenen Hintergrund sowie zu seinen bisherigen Erfahrungen in den Bereichen Diabetes, Depression, Arbeit mit älteren Menschen bzw. Gruppentherapie/Gruppenleitung.

Außerdem werden die Gruppenformalitäten (Anzahl der Teilnehmer, Ort, Dauer, Beginn, Termine, Was tun bei Absagen? etc.) besprochen und das Gruppenprogramm bzw. das Modul, in das der Teilnehmer einsteigt, vorgestellt. Der Ablauf von Kurz- und Langzeitphase sowie das teiloffene Gruppenkonzept bzw. das Programm werden kurz erläutert. Eine Übersicht über die wichtigsten Fakten findet sich im Begleitbuch, das an dieser Stelle ausgehändigt und vorgestellt wird. Der Teilnehmer schreibt dann seinen Namen und seine Adresse in das Begleitbuch. Die Gruppentermine werden als Blatt ausgehändigt und in das Begleitbuch eingeheftet.

Nach der Vorstellung des Gruppenprogramms werden die Vorstellungen des Teilnehmers erfragt (»Entspricht dies Ihren Vorstellungen?«). Dabei können auch evtl. falsche Vorstellungen bezüglich einer Gruppentherapie aufgedeckt und geklärt werden. Auch kann auf etwaige Befürchtungen eingegangen werden, wenn diese vom Teilnehmer angesprochen werden. Beispielsweise schämen sich manche Patienten, nicht alleine mit der Symptomatik klar zu kommen oder haben die Vorstellung, dass psychische Probleme bedeuten, »verrückt« zu sein (Forstmeier u. Maercker 2008).

Falls nicht alle vorgegebenen Inhalte im Vorgespräch besprochen werden können, können die offenen Punkte während des Schrittzählergesprächs wieder aufgegriffen werden.

Exkurs für den Gruppenleiter: Ziele der Gruppentherapie (in Anlehnung an Hautzinger 2000)

- Vermittlung von Informationen zum Thema »Diabetes und Depression«
- Kennenlernen und Erproben von verschiedenen Techniken und neuen Verhaltensweisen
- Hinterfragen der eigenen Ansprüche, Ziele und Erwartungen sowie Erarbeitung von Alternativen und Erprobung neuer Sichtweisen
- Knüpfen neuer Kontakte
- Austausch, Verständnis und Unterstützung durch die anderen Gruppenteilnehmer
- Kennenlernen von Problemlösetechniken und deren Anwendung im Alltag sowie Techniken bei Schwierigkeiten in sozialen Situationen

3.1.2 Vermittlung von Gruppenregeln

Die allgemeinen Rahmenbedingungen der Gruppenbehandlung werden sehr kurz und eher informell besprochen

1. **Schweigepflicht**: Personenbezogene Informationen, die von den Gruppenteilnehmern in die Gruppe eingebracht werden, bleiben in der Gruppe.
2. **Freiwilligkeit**: Die Patienten entscheiden selbst, ob und wann sie mitarbeiten möchten. Motivierende Ansprachen sind jedoch möglich. Der Patient hat dabei jederzeit die Möglichkeit, das Wort weiterzugeben. Gerade hier soll ein Bloßstellen oder Überfordern der Teilnehmer auf jeden Fall vermieden werden.
3. **Regelmäßige Teilnahme und regelmäßiges Üben**: An dieser Stelle wird darauf hingewiesen, dass die Wirksamkeit des Gruppenprogramms von der regelmäßigen Teilnahme und dem regelmäßigen Üben zwischen den Sitzungen abhängig ist und Eigeninitiative und Eigenverantwortung wichtig sind. Die Pa-

tienten sollten möglichst nicht mehr als zwei Termine verpassen. Ist abzusehen, dass der Patient in der Kurzzeitphase mehr als zwei Termine verpassen wird, sollte dieser Patient nicht in die Studie eingeschlossen werden. Im Krankheitsfall soll der Patient sich beim Gruppenleiter abmelden. Dabei muss gefragt werden, ob der Gruppe der Grund für das Fehlen mitgeteilt werden darf, um die Schweigepflicht nicht zu verletzen. Fehlt ein Teilnehmer unentschuldigt, wird in der Gruppe gefragt, ob evtl. ein anderer Teilnehmer etwas weiß.

4. **Nicht über Depressionen reden, sondern über die Bewältigung von Depressionen**: Den Gruppenteilnehmern soll vermittelt werden, dass die Gruppe nicht dazu da ist, über Depressionen bzw. die schlechte Stimmung zu reden, sondern vor allem Bewältigungsstrategien kennenzulernen und sich darüber auszutauschen.

» z. B. … Guten Tag, Frau X. Schön, dass Sie da sind. Wir wollen uns heute einmal zusammensetzen, um Ihren Einstieg in das Gruppenprogramm ein wenig vorzubereiten und alle Fragen in Ruhe zu klären. Ich werde Ihnen auch einiges zum Programm erzählen. Außerdem werden wir uns heute anschauen, was denn eigentlich depressive Stimmungen sind bzw. wie Sie dies erleben und wie Depression mit dem Diabetes zusammenhängen kann.
z. B. … Bevor das Gruppenprogramm startet, möchte ich mit Ihnen noch einen weiteren Termin vereinbaren, um mit Ihnen zusammen die Schrittzähler genauer anzusehen, die Sie beim Aktivwerden unterstützen. Dieser Termin wird ebenfalls etwa 60 Minuten dauern. Eine Woche nach diesem Termin startet dann das Gruppenprogramm, am… [Termin] und wir treffen uns in… [Ort].
Wie Sie ja schon gehört haben, findet das Gruppenprogramm in den ersten drei Monaten einmal pro Woche statt. Danach werden Sie über ein ganzes Jahr hinweg einmal im Monat durch weitere Treffen unterstützt und können das Erlernte wiederholen und festigen. Insgesamt werden 4 bis 8 Teilnehmer in einer Gruppe mit dabei sein. In den ersten 3 Monaten werden Sie in der Gruppe die Möglichkeit haben, Fertigkeiten und Techniken kennen zu lernen, mit denen Sie Ihre Situation verändern können, um einer depressiven Stimmung besser vorzubeugen.
Alle 4 Wochen startet dabei ein neuer Themenblock. Es gibt die Themenblöcke »Aktiv zum Ziel«, »Gedanken, Bewertung und Wohlbefinden« und »Krankheiten ins Leben integrieren«. Zu jedem Themenblock kann man neu in die Gruppe einsteigen. Sie starten z. B. mit dem Thema »Aktiv zum Ziel«. Hier wird besprochen, wie Sie aktiver werden können. Warum das so wichtig ist, besprechen wir heute und beim nächsten Termin. Ein Themenblock hat 4 Sitzungen, danach würden Sie z. B. mit dem Thema »Gedanken, Bewertung und Wohlbefinden« weiter machen …
z. B. … Um gut von der Gruppe profitieren zu können, sind einige Dinge wichtig. [Gruppenregeln erklären und auf Patientenbegleitbuch, S. 5 verweisen]. Damit jeder, der möchte, auch von eigenen Erfahrungen berichten kann, ist es uns sehr wichtig, dass die Dinge, die Gruppenteilnehmer evtl. von sich berichten, nicht nach außen getragen werden [Schweigepflicht]. Außerdem entscheiden Sie immer selbst, wann und wie Sie mitmachen möchten. Es kann auch einmal sein, dass wir rundum fragen, dann ist es völlig in Ordnung, das Wort weiter zu geben, wenn Sie gerade nichts sagen möchten [Freiwilligkeit]. Veränderungen können letztlich nur Sie herbeiführen, daher sind Sie auch der wichtigste Teil des Programms. Es ist also wichtig, die in der Gruppe vorgestellten Übungen und Techniken zuhause auszuprobieren. Nur so können Sie auch herausfinden, welche Techniken zu Ihnen passen und welche eher nicht, denn nicht alles, was wir in der Gruppe besprechen, ist für jeden gleich gut geeignet. Damit das Gruppenprogramm richtig wirken kann, ist es wichtig regelmäßig zu kommen, um so auch die »volle Dosis« zu erhalten [Regelmäßige Teilnahme und regelmäßiges Üben]. Ein wichtiger Bestandteil der Gruppe ist auch, dass Sie sich gegenseitig austauschen, motivieren und unterstützen sowie von den Erfahrungen der anderen profitieren können bzw. sicher auch selbst die anderen gut unterstützen können. Im Mittelpunkt des Programms stehen Ihre Stärken sowie das Lernen von Fertigkeiten und neuen Lösungswegen, um mit Problemen umzugehen. Natürlich werden wir uns auch über Ihre Probleme an sich austauschen, doch am wichtigsten ist zu lernen, wie man schlechten Stimmungen vorbeugen kann [Nicht über Depressionen reden …].
z. B. … [Vorstellung des Begleitbuches] Zum Gruppenprogramm erhalten Sie Ihr ganz persönliches Begleitbuch. Hier sind alle Inhalte und Übungen enthalten, sodass Sie zu Hause nochmals in Ruhe alles nachlesen können. Wie Sie sehen können, werden viele Übungen auch direkt im Begleitbuch gemacht, daher ist es sehr wichtig, das Buch bei jeder Sitzung mitzubringen. Sie haben auch ausreichend Platz, um sich Notizen zu machen. Bitte tragen Sie an dieser Stelle schon einmal Ihren Namen und Ihre Adresse ein. Hier erhalten Sie ein Blatt, auf dem alle Gruppentermine stehen und das Sie in Ihr Begleitbuch einheften können.
z. B. … Entspricht dies in etwa Ihren Vorstellungen?

3.1.3 Psychoedukation I: Informationen zum Thema »Diabetes und Depression«

Inhalte
- Depressive Symptomatik
- Prävalenzen
- Wechselwirkung Diabetes und Depression

Der Therapeut vermittelt Informationen zum Thema Depression bzw. zum Zusammenhang zwischen Diabetes und Depression.

Die Symptome einer Depression sollen anhand der individuellen Symptomatik des Patienten erarbeitet werden. Zunächst werden daher Informationen aus der Diagnostikphase des Patienten aufgegriffen. Diese Informationen werden ergänzt und eingeordnet in ein leichteres depressives oder subklinisches Störungsbild und vom Vollbild einer Depression unterschieden. Dann werden unter dem Motto »Sie sind aber nicht alleine« die Prävalenzen (10 % der Patienten zeigen das Vollbild einer Depression, 20 % eine subklinische bis leichte Symptomatik) genannt. Es ist dabei wichtig dem Patienten zu verdeutlichen, dass man etwas dagegen oder auch zur Vorbeugung tun kann und zu vermitteln, dass der Teilnehmer daher hier auch richtig ist.

Schließlich wird die Wechselwirkung zwischen Diabetes und Depression anhand des Teufelskreises (Abb. 3.1) erarbeitet. Auch hier wird auf die Symptomatik des Patienten eingegangen und nach dem individuellen Verlauf gefragt und diesen dann in Abb. 3.2 (»Individueller Teufelskreis«) eingetragen. Es ist wichtig, den Patienten nicht zu überfordern oder zu ängstigen und die Informationen der Symptomatik des Patienten anzupassen.

Das Beispiel zum Wortlaut ist sehr ausführlich, soll nur Anregungen geben und kann ggf. deutlich gekürzt werden.

» z. B. … Als wir die Diagnostik gemacht haben, haben Sie folgende Symptome genannt [individuelle Symptomatik aufgreifen] … Wir hatten ja schon besprochen, dass man dies auch als leichte depressive Episode bezeichnet. Von Depressionen spricht man, wenn man über einen längeren Zeitraum, mindestens aber 2 Wochen, unter einer niedergeschlagenen Stimmung, mangelndem Antrieb, Müdigkeit und Energielosigkeit leidet. Es kann auch sein, dass man weniger Freude empfindet oder das Interesse an Dingen verloren hat, die früher Spaß gemacht haben, z. B. muss man sich zur Gartenarbeit, die früher viel Spaß gemacht hat, nun mehr aufraffen. Dazu können körperliche Schwierigkeiten kommen wie Schlafprobleme, mehr oder auch weniger Appetit, Schmerzen und Kraftlosigkeit. Manchmal verspürt man auch eine innere Unruhe. Auch können Gedanken hinzukommen, dass alles keinen Sinn macht, das Leben wertlos ist. Betroffene Patienten grübeln viel nach oder leiden unter Selbstvorwürfen und Schuldgefühlen. Auch können Konzentrations- und Entscheidungsschwierigkeiten dazu kommen. All diese Symptome müssen nicht gleichzeitig auftreten oder auf jeden Fall vorkommen! Gerade

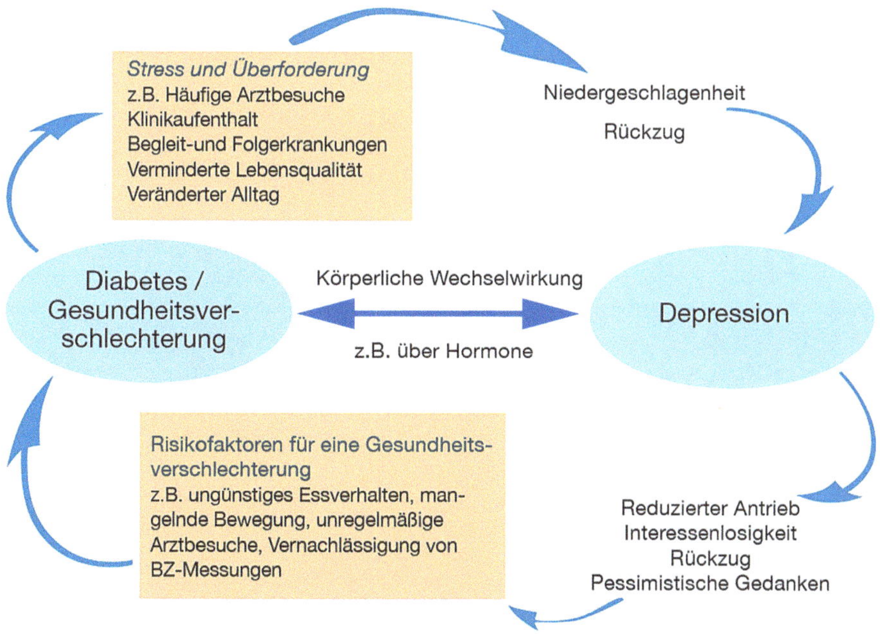

Abb. 3.1 Der Teufelskreis: Wie hängen Diabetes und Depression miteinander zusammen?

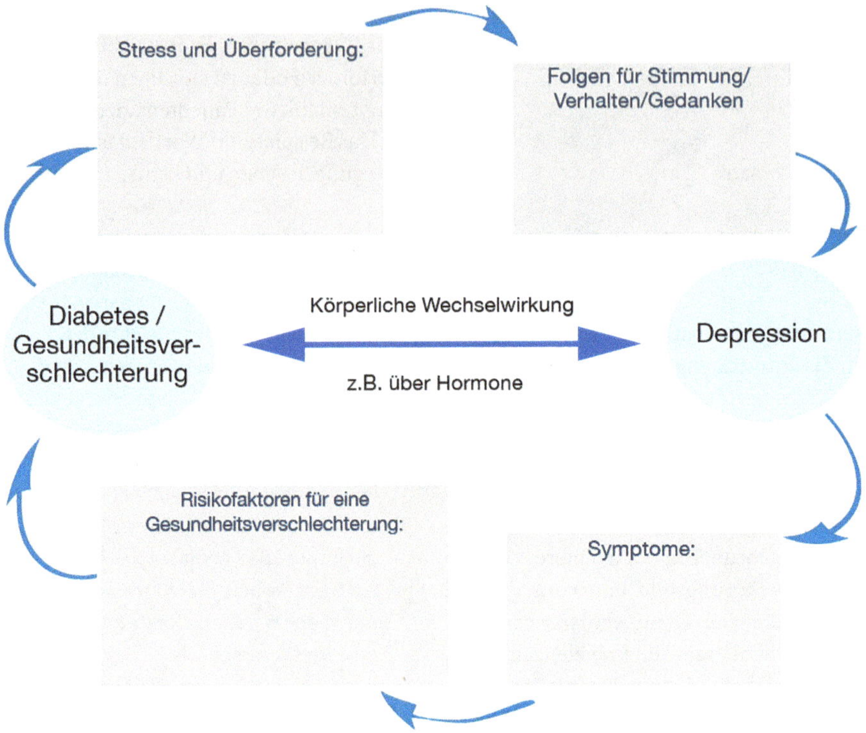

Abb. 3.2 Individueller Teufelskreis

bei leichteren Depressionen oder depressiven Verstimmungen finden sich nur einige der genannten Symptome, so geht man bei etwa 3 bis 6 der genannten Symptome von einer leichten depressiven Störung aus. Bei Ihnen waren das ja die Symptome … [Rückgriff auf individuelle Symptomatik].
z. B. … Depressive Stimmungen oder Depressionen sind ziemlich häufig. Etwa 10 % aller Bundesbürger erkranken einmal oder mehrmals in ihrem Leben an einer Depression. Bei Menschen über 75 Jahren hat man ähnliche Zahlen gefunden, nämlich 9,7 %. Bei Diabetikern sind Depressionen sogar doppelt so häufig zu finden wie bei Menschen ohne Diabetes. Außerdem hat sich gezeigt, dass etwa 20 % aller Diabetiker unter leichteren depressiven Symptomen leiden, die nicht das Vollbild einer Depression erfüllen … so wie das auch bei Ihnen ist.
Gerade ältere Diabetiker leiden häufig unter leichteren depressiven Symptomen, was im Zusammenhang mit dem Diabetes zu einer schlechteren Lebensqualität und erhöhten Diabeteskomplikationen führen kann.
Sie sehen also, Sie sind nicht alleine. Viele sind betroffen und es ist wichtig auch bei leichteren Symptomen etwas zu tun. Daher sind Sie hier genau richtig.
Doch wie hängen Diabetes und Depression nun miteinander zusammen? War bei Ihnen der Diabetes oder die Depression zuerst da?

Hier wird Abb. 3.1 mit dem Teufelskreis, der den Zusammenhang beschreibt, hinzugezogen. Die Wechselwirkung zwischen Diabetes und Depression soll anhand der individuellen Erfahrungen des Patienten erarbeitet werden und in die leeren Felder im »individuellen Teufelskreis« (Abb. 3.2) eingetragen werden. In Abhängigkeit vom Krankheitsverlauf des Patienten wird entweder mit der Depression oder dem Diabetes begonnen.

» z. B. … Die Diabetesdiagnose bedeutet für die meisten Menschen Veränderung und Umbruch im Leben. Wie haben Sie das erlebt? Diabeteseinstellung, häufige Arztbesuche, Schulungen und Fehlversuche bei der Diabeteskontrolle sind Ihnen sicher in Erinnerung. Meist kommen ein veränderter Alltag, Angst vor Folgeerkrankungen und die Enttäuschung, chronisch erkrankt zu sein, hinzu. All dies bedeutet Stress, kann zu Überforderung und so auch zu einer Depression führen.
Leider kann auch eine niedergeschlagene Stimmung den Diabetes bzw. die Gesundheit negativ beeinflussen. Wie ging das denn bei Ihnen weiter? Vielleicht kennen Sie ja Gedanken wie »Das hat doch alles keinen Sinn« oder »Ich schaffe das sowieso nicht«? Depressive Stimmung kann so z. B. dazu führen, dass man den Blutzucker nicht mehr regelmäßig kontrolliert oder seine Medikamente nicht regelmäßig einnimmt. Die Gesundheit ist einem egal, sodass man auch nicht mehr so

sehr auf die Ernährung achtet und das isst, was schnell geht. Man kann sich nicht so gut aufraffen, etwas zu tun, d. h., körperliche Bewegung fällt schwer. Wenn das über einen langen Zeitraum so geht, kann auch dies die Entstehung des Diabetes fördern bzw. den Gesundheitszustand beeinträchtigen, denn wenig Bewegung und schlechte Ernährung sind Risikofaktoren.
Auch besteht ein körperlicher Zusammenhang zwischen Diabetes und Depressionen über sog. Stresshormone, die sowohl den Diabetes bzw. Gesundheitszustand als auch die Stimmung negativ beeinflussen. Zusammenfassend können Sie hier sehen, dass sich die Diabeteserkrankung und die schlechte Stimmung gegenseitig ungünstig beeinflussen und auch verstärken können. Es ist also wichtig, die schlechte Stimmung zu verbessern. [Am Teufelskreis einzelne Programminhalte aufzeigen.] Das heißt, wir beschäftigen uns in der Gruppe mit dem Rückzugsverhalten, mit den pessimistischen Gedanken und damit, wie man sich wieder besser aufraffen kann. Das wirkt sich günstig auf die Stoffwechseleinstellung aus und kann generell einer depressiven Stimmung vorbeugen. Andererseits soll aber auch der Diabetes und der Gesundheitszustand im Auge behalten werden, damit Stress und Überforderung durch den Diabetes bzw. andere gesundheitliche Probleme reduziert werden, was wiederum die Stimmung positiv beeinflusst. Auch zeigt unser Gruppenprogramm, wie man vor allem mit Krankheiten und mit stressreichen Situationen besser umgehen kann. So können Sie an verschiedenen Stellen den Teufelskreis durchbrechen.

3.1.4 Psychoedukation II: Entstehung und Aufrechterhaltung von Depressionen

Inhalte
- Aufwärtsgerichtete Depressionsspirale
- Abwärtsgerichtete Depressionsspirale

Kurz wird auf die Entstehung und Aufrechterhaltung von Depressionen anhand der Auf- und Abwärtsspiralen (Abb. 3.3 und Abb. 3.4) eingegangen. Wichtig ist auch hier, den Patienten nicht zu überfordern, in der Sprache

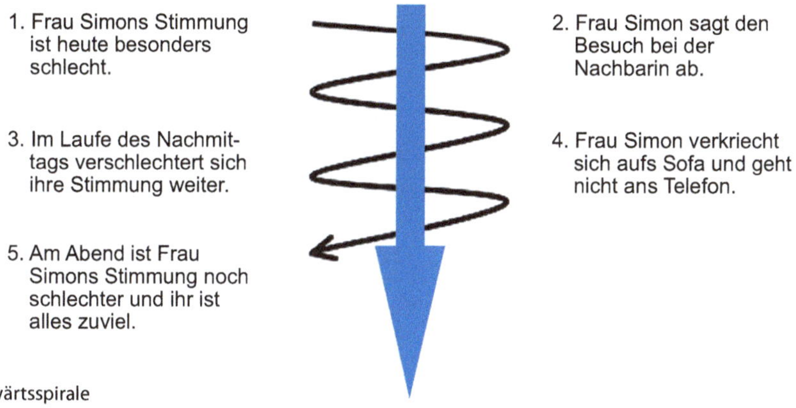

Abb. 3.3 Die Abwärtsspirale

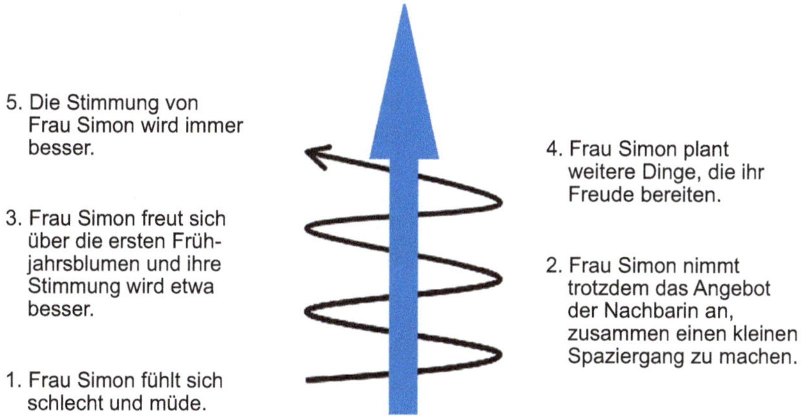

Abb. 3.4 Die Aufwärtsspirale

des Patienten zu bleiben und ein nachvollziehbares Erklärungsmodell anzubieten. Das Modell soll jedoch zunächst allgemein dargestellt werden und wird im Modul »Aktivitätenaufbau« erneut aufgegriffen, vertieft und auf die Patienten individuell bezogen.

Diese Hintergründe sollen als »Gefahr« dargestellt werden bzw. als etwas, das »passieren könnte«, wenn keine präventiven Maßnahmen ergriffen werden.

» z. B. ... Wir haben eben gesehen, wie Diabetes und Depression miteinander zusammenhängen. Nun möchte ich Ihnen kurz beschreiben, wie eine depressive Stimmung generell entstehen und sich festsetzen kann ...
Für eine ausgeglichene, gute Stimmung benötigt jeder Mensch ein Gleichgewicht zwischen positiven und negativen Erlebnissen. Überwiegen bei einem Menschen über einen längeren Zeitraum die negativen Erlebnisse, dann kann das Risiko für eine Depression oder depressive Verstimmung erhöht sein. Die Stimmung kann auch schlechter werden, wenn außergewöhnliche oder auch alltägliche Belastungen hinzukommen und Sie nicht wissen, wie Sie damit umgehen können. Eine solche Belastung kann z. B. der Übergang in den Ruhestand, chronische Erkrankungen wie z. B. der Diabetes oder der Tod einer nahe stehenden Person sein.

Die Aufrechterhaltung der Depression stellt der Therapeut dann anhand der Depressionsspiralen und eines Beispiels vor.

» Ich möchte Ihnen jetzt anhand eines Beispiels einer Patientin zeigen, wie es zu einer niedergeschlagenen Stimmung kommen kann. [Abbildung Abwärtsspirale; ◘ Abb. 3.3]:
Frau Simon hat schon morgens keine Lust, irgendetwas zu tun. Sie möchte daher am liebsten zu Hause bleiben und sagt den geplanten Besuch bei ihrer Nachbarin zum Kaffeetrinken ab. Sie denkt daran, dass sie ja sowieso zu hohe Zuckerwerte hat und weiß auch gar nicht so recht, was sie dort reden sollen. Sie beschließt daher zu Hause zu bleiben und fühlt sich zunächst erleichtert, denn sie ist dem Besuch aus dem Weg gegangen. Im Laufe des Vormittags verspürt sie, dass sich ihre Stimmung weiter verschlechtert, sie verkriecht sich bald aufs Sofa und geht auch nicht ans Telefon, als es schellt. Am Abend ist ihre Stimmung noch schlechter und ihr ist alles zu viel. Kennen Sie so etwas auch?
[Beispiel für die Aufwärtsspirale:] Man kann diese Abwärtsspirale jedoch auch umdrehen. Bei Frau Simon ist Folgendes passiert ...
Am nächsten Morgen ist die Stimmung von Frau Simon wieder schlecht. Sie kommt kaum aus dem Bett. Da klingelt ihre Nachbarin an der Tür und lädt Frau Simon zu einem kurzen Spaziergang ein. Es fällt ihr zunächst sehr schwer, sich dazu durchzuringen, ihr geht es schlecht und auch das Wetter sieht nicht gerade einladend aus. Schließlich lässt sie sich doch überreden, sie möchte ja auch nicht schon wieder absagen. Während des Spazierganges freut sich Frau Simon an den ersten Frühjahrsblumen und ihre Laune wird besser. Als sie nach Hause kommt, fühlt sie sich etwas gestärkt und plant weitere Dinge, die sie dann auch in Angriff nimmt. Frau Simon ruft z. B. eine alte Bekannte an und hört danach noch ein wenig Radio. Sie bemerkt schließlich auch, wie ihre Stimmung immer besser wird.
An den Beispielen können Sie sehen, Handeln, also das was man tut, und Fühlen hängen eng zusammen. Wenn Sie sich etwas Angenehmes vornehmen, wenn Sie aktiv sind und z. B. einen kurzen Spaziergang machen, kann das dazu führen, dass auch Ihre Stimmung besser wird. Die Spirale geht also wieder aufwärts. Sie werden diesen Zusammenhang auch noch im Laufe der Gruppe näher kennenlernen. Ein wichtiges Ziel der Gruppe ist daher auch, Ihnen dabei zu helfen, noch mehr Positives zu erleben und aktiver zu werden, sich also auch mehr zu bewegen. Hier setzt unser Programm an, wir möchten Ihnen zeigen, wie man der Abwärtsspirale vorbeugen kann oder die Spirale auch wieder umdrehen kann.

3.1.5 Zielsetzung: Was möchte ich erreichen?

Anhand der bisher besprochenen Informationen werden mit dem Teilnehmer drei individuelle Ziele erarbeitet und auf dem Arbeitsblatt 1: »Meine Ziele für das Gruppenprogramm: Was möchte ich erreichen?« (◘ Abb. 3.5) eingetragen.

An dieser Stelle wird erklärt, was ein gutes Ziel ausmacht. Dem Teilnehmer soll verdeutlicht werden, dass ein gutes Ziel realistisch, konkret, positiv und messbar ist (entsprechende Beispiele finden sich im Begleitbuch). Ziele wie »Ich möchte immer einen perfekten Blutzucker haben« oder »Mir soll es immer gut gehen« sind daher nicht sinnvoll, besser sind Ziele wie: »Ich möchte zweimal in der Woche für eine halbe Stunde spazieren gehen« oder »Ich gehe einmal in der Woche zur Gymnastik« etc. Das Thema »Was ist ein gutes Ziel?« wird außerdem im Modul »Aktivitätenaufbau« (► Abschn. 3.3) in der Gruppe erneut aufgegriffen, wiederholt und auf die Bewegungssteigerung und den Aufbau angenehmer Aktivitäten angewendet. Bei der Zielfindung können folgende Fragen helfen:

Arbeitsblatt 5	Meine Ziele für das Gruppenprogramm	Seite 1

Jetzt sind Sie dran !

Meine Ziele für das Gruppenprogramm:

Was möchte ich erreichen?

So geht's: Überlegen Sie sich 3 Ziele, die Sie durch die Teilnahme am Gruppenprogramm erreichen möchten und schreiben Sie Ihre Ziele auf diesem Arbeitsblatt auf.

1. Ziel:

....

....

....

....

....

....

....

2. Ziel:

....

....

....

....

....

....

....

3. Ziel:

....

....

....

....

....

....

....

Abb. 3.5 Arbeitsblatt 1: Meine Ziele für das Gruppenprogramm

» z. B. Woran würden Sie merken, dass Ihnen das Gruppenprogramm geholfen hat?« Was wäre dann anders? Was würden Sie anders machen?

3.1.6 Verabschiedung

Nachdem alle Fragen geklärt sind, wird der Teilnehmer verabschiedet. Er erhält den Termin für die Erklärung der Schrittzähler und wird darauf hingewiesen, dass die im Vorgespräch besprochenen Themen im Patientenbegleitbuch nachgelesen werden können.

3.2 Vorgespräch II (60 min): Einführung der Schrittzähler – »Jeder Schritt zählt«

- **Ziele**
  - Informationsvermittlung
  - Kennenlernen der Schrittzähler
  - Einstellen der Schrittzähler
- **Inhalte**
  1. Begrüßung, Rückblick auf das erste Vorgespräch und Ausblick
  2. Erläuterungen zum Nutzen von körperlicher Bewegung bei Depressionen, Diabetes und Alter
  3. Technische Erklärung der Schrittzähler
     1. Leitfaden
     2. Wie kann ich meine tägliche Schrittzahl steigern?
  4. Umgang mit Einwänden und unzureichender Motivation zur Therapieadhärenz
  5. Verabschiedung
- **Material**
  - Schrittzähler
  - Arbeitsblatt 2: Wie kann ich meine tägliche Schrittzahl steigern? (▣ Abb. 3.6)

3.2.1 Begrüßung, Rückblick auf das erste Vorgespräch und Ausblick

Der Teilnehmer wird freundlich begrüßt und für sein Kommen verstärkt. Zu Beginn wird ein kurzer Bezug zu den Inhalten des ersten Vorgesprächs hergestellt. Hierzu können die Abbildungen des Teufelskreises bzw. die auf- und abwärtsgerichteten Spiralen nochmals herangezogen werden, um den Sinn und Zweck der Bewegungssteigerung zu erläutern. Auch können an dieser Stelle Fragen aus dem ersten Vorgespräch geklärt werden. Dann folgt ein Ausblick auf die heutigen Inhalte.

» z. B. … In unserem letzten Gespräch haben wir uns anhand des Teufelskreises darüber unterhalten, wie Diabetes und Depression miteinander zusammenhängen. Um den Teufelskreis zu durchbrechen ist es also wichtig, aktiver zu werden, sich nicht zurückzuziehen und zu lernen mit den pessimistischen Gedanken besser umzugehen bzw. generell einen angemessenen Umgang mit Krankheit zu erlernen. Genau diese Bereiche sind wichtige Themen des Gruppenprogramms. Anhand der auf- und abwärtsgerichteten Stimmungsspiralen konnten Sie sehen, wie wichtig Aktivität ist. Eine sehr wichtige Aktivität ist Bewegung. Daher ist ein wichtiges Ziel der Gruppe auch, Ihnen dabei zu helfen, aktiver zu werden, indem Sie sich mehr bewegen. Dabei soll Sie der Schrittzähler unterstützen. Wenn die Stimmung gut ist, kann man sich wieder besser um den Diabetes kümmern, dadurch werden die Stoffwechselwerte besser und die Lebensqualität nimmt zu. Mit Bewegung können Sie Ihre Stimmung positiv beeinflussen, aber auch direkt Ihren Diabetes. Die Blutzuckerwerte und der Blutdruck werden besser, der Stoffwechsel wird angeregt, Ihre Muskeln wachsen und verbrennen wieder mehr Energie und Sie nehmen leichter ab. Viele Studien belegen diese positiven Effekte von Bewegung. Ich habe Ihnen dazu auch einige Zahlen mitgebracht.

3.2.2 Erläuterungen zum Nutzen von körperlicher Bewegung bei Depressionen, Diabetes und Alter

Der Gruppenleiter erläutert nun weitere positive Auswirkungen von einfacher körperlicher Aktivität auf Stimmung und Gesundheit anhand von wissenschaftlichen Studien und nennt Daten. Diese Informationen finden sich auch im Patientenbegleitbuch auf S. 18.

Nach den Leitlinien der Deutschen Diabetes Gesellschaft (Halle et al. 2008) finden sich positive Auswirkungen regelmäßiger körperlicher Aktivität u. a. auf:

- Senkung des Blutzuckers und Verbesserung der Stoffwechseleinstellung (HbA_{1c}-Reduktion –0,8 % bis –1,5 %),
- Verbesserung kardiovaskulärer Risikofaktoren wie Übergewicht (–1 bzw. –2,5 kg) und Bluthochdruck (–10/7 mmHg),
- Reduktion des Risikos für die Manifestation eines Typ-2-Diabetes (–58 %),
- Verbesserung der Cholesterinwerte (HDL +4–28 % und Triglyzeride –0,4 mmol/l),

- Stärkung der Muskulatur,
- Stressreduktion,
- Zunahme der körperlichen Fitness (+21 % verbesserte Leistung in einem Fitnesstest, der die Leistung auf einem Laufband mit zunehmender Geschwindigkeit messen sollte),
- Reduktion der Dosis von Insulin bzw. anderen Medikamenten um 8 %.

Außerdem: Verbesserung depressiver Stimmung.

Im Anschluss daran wird der Teilnehmer gefragt:

» Hätten Sie nicht auch gerne eine Methode, mit der Sie all dies ganz einfach erreichen könnten?

Dann erfolgt die Erklärung der Schrittzähler.

» z. B. … Es gibt viele wissenschaftliche Studien, die die Auswirkungen von Bewegung auf die Gesundheit bzw. den Diabetes untersucht haben. Es hat mich selbst sehr überrascht, wie positiv und weitreichend sich schon einfachste Bewegung auswirkt. Hier sehen Sie eine kurze Übersicht über die wichtigsten Befunde …. Es hat sich gezeigt, dass sich einfache körperliche Aktivität, wie Walken oder Spazierengehen, gerade auch bei leichteren depressiven Verstimmungen positiv auf die Stimmung und auf das körperliche Wohlbefinden auswirkt. Das haben wir ja eben auch bei den Stimmungsspiralen gesehen. Dafür muss man keinen Hochleistungssport betreiben und Sie müssen nicht gleich zur Sportskanone werden. Wer sich lange nicht bewegt hat, Kurzatmigkeit und Schwitzen hasst und sich überhaupt schon immer ungern bewegt hat, wird sich kaum vorstellen können, dass Bewegung auch Spaß machen kann und es gar nicht so schwer ist, wieder mehr in Bewegung zu kommen. Dabei reichen auch ganz einfache Dinge, wie das Gehen, völlig aus.
Mehr tägliches Gehen führt z. B. zu deutlich verbesserten Werten bei Stimmung, Blutdruck und Gewicht. Gleichmäßiges und regelmäßiges Gehen erhält die Gesundheit auf lange Zeit, regt Ihren Stoffwechsel an, Ihre Muskeln werden gestärkt und Sie verbrennen mehr Energie, das Risiko chronischer Krankheiten wird verringert und Ihre Blutwerte werden besser. Jegliche Aktivität, gerade auch das Gehen, hilft die Stimmungsspirale umzudrehen. Sie können buchstäblich der schlechten Stimmung ein Schnippchen schlagen und ihr regelrecht »davonlaufen«, mit jedem Schritt kommen Sie ein Stück näher an Ihr Ziel, sich besser zu fühlen und auch Ihren Stoffwechsel in den Griff zu bekommen.
Es gibt eine einfache Methode um dies zu erreichen. Am einfachsten können Sie dies erreichen, wenn Sie sich täglich mehr bewegen. Um Ihre Bewegung gezielt steigern zu können, ist es allerdings wichtig, die Schrittanzahl zu erfassen. Genau genommen müssten Sie dafür eigentlich Ihre Schritte zählen. Das mit dem Schrittezählen ist allerdings eine ganz schön umständliche Sache, Sie müssten z. B. für jeden Schritt einen Strich machen. Das kann ja keiner schaffen. Wir haben trotzdem vor, zusammen mit Ihnen die Schritte zu zählen und um Ihnen dies zu erleichtern, benutzen wir alle eine kleine Hilfe, den Schrittzähler. Da mich die vielen positiven Effekte selbst sehr beeindruckt haben, verwende ich auch seit einiger Zeit einen Schrittzähler …

3.2.3 Technische Erklärung der Schrittzähler: »Jeder Schritt zählt«

Der Schrittzähler wird dem Teilnehmer vorgestellt und erklärt und der Teilnehmer probiert den Schrittzähler gemeinsam mit dem Leiter aus.

Danach wird die Baseline-Erhebung in der nächsten Woche erklärt. Der Teilnehmer soll den Schrittzähler eine Woche lang durchgehend tragen und sich dabei so wie immer verhalten, d. h. sich nicht mehr oder weniger bewegen.

Die Schrittzähler werden während der Kurzzeitphase durchgängig getragen, in der Langzeitphase nur in einem definierten Zeitraum (muss vom Therapeuten festgelegt werden).

Nach der Erhebung der Baseline tragen die Teilnehmer die Schrittzähler eine weitere Woche und versuchen selbstständig, ohne Zielvorgaben, ihre Schrittanzahl zu steigern. Die Tipps zur Steigerung der täglichen Schrittzahl (auch im Begleitbuch, s. unten) werden erst dann herangezogen. Auf Basis der Baseline und der erreichten Steigerung ohne Zielvorgabe werden in der nachfolgenden Gruppensitzung (in der 2. Sitzung eines Moduls) mit den Teilnehmern kurz- und mittelfristige Mobilitätsziele erarbeitet. Generell sollen individuell sinnvolle, erreichbare Ziele erarbeitet werden. Die Ziele werden zu Beginn und am Ende jedes Moduls aufgegriffen und ggf. angepasst. Außerdem werden zu Beginn jeder Gruppensitzung die Probleme und Erfahrungen mit den Schrittzählern thematisiert und die Ziele weiter verfolgt. Dabei ist es besonders wichtig, die Teilnehmer nicht zu überfordern und auf eine angemessene Zielsetzung zu achten. Selbstabwertungen durch Vergleich mit anderen Teilnehmern sollten vermieden werden, indem jedes Bemühen der Teilnehmer verstärkt wird.

Anschließend werden alle offenen Fragen besprochen und mögliche Befürchtungen thematisiert. Wichtig ist auch zu besprechen, wie im Falle des wiederholten Vergessens der Schrittzähler vorgegangen wird. Bei häufigem Vergessen müssen die Gründe und etwaigen Schwierigkeiten besprochen und Lösungsmöglichkeiten erarbeitet werden. Hier können in den Gruppensitzungen auch die Erfahrungen der anderen Gruppenteilnehmer herangezogen werden. Bei mehrmaligem Vergessen sollen die Motivation des Teilnehmers geprüft und die Begleitumstände geklärt werden. Schon im Vorgespräch werden Erinnerungshilfen besprochen, dabei sollen Rituale genutzt werden (»Wie können Sie das Tragen des Schrittzählers in Ihren Alltagsrhythmus integrieren?«, »Wie starten Sie Ihren Tag?«, »Was haben Sie immer dabei?« etc.).

3.2.3.1 Wie kann ich meine tägliche Schrittzahl steigern?

Die folgenden Tipps und die dazugehörige Übersicht im Begleitbuch werden nach der Baseline-Erhebung verwendet, um den Teilnehmer bei der Steigerung seiner Bewegung ohne Zielvorgaben zu unterstützen (s. Arbeitsblatt 2; ◘ Abb. 3.6).

1. Nehmen Sie öfter einmal die Treppe statt Aufzug oder Rolltreppe. Wenn es hoch hinauf geht, fangen Sie langsam an: In den ersten Tagen reicht ein Stockwerk, dann das zweite und so weiter.
2. Wenn Sie mit dem Auto fahren, wählen Sie einen Parkplatz, der ein Stück weiter weg von Ihrem Ziel ist.
3. Wenn Sie Bus- oder Bahnfahrer sind, dann steigen Sie doch einmal eine Station früher aus.
4. Legen Sie mehr Schritte ein, indem Sie Ihre TV-Fernbedienung wegschließen. So müssen Sie jedes Mal aufstehen, wenn Sie den Fernseher umschalten möchten.
5. Nutzen Sie kleine Pausen für kurze Spaziergänge. Stellen Sie sich vor, Sie hätten einen Hund, der regelmäßig raus muss. Jeder Schritt zählt. Oder machen Sie es sich zur Gewohnheit, nach dem Mittagessen 10 Minuten spazieren zu gehen.

Auf das richtige Schuhwerk und die richtige Kleidung achten: Achten Sie darauf, dass Sie geeignete Kleidung und bequeme Schuhe tragen. Nichts soll drücken oder einengen.

3.2.4 Umgang mit Einwänden und unzureichender Motivation zur Therapieadhärenz

Im Folgenden werden Möglichkeiten im Umgang mit unzureichender Therapieadhärenz beschrieben. Die Techniken sind auch im Zusammenhang mit allen anderen Interventionen anwendbar.

▪▪ »Das bringt doch nichts!«

Gemeinsam wird überlegt, welche Lösungsmöglichkeiten der Patient schon überprüft hat und welchen Erfolg er damit hatte. Da z. B. Passivität bisher nicht geholfen hat, wird erfragt, woher der Patient jetzt schon weiß, dass die Intervention nichts helfen wird. »Ist es hilfreich, schon bevor Sie es versucht haben, zu glauben, dass Ihnen die Aufgabe nichts nützen wird?« Auch kann der Teilnehmer gefragt werden, was er bei einem Versuch zu verlieren hat.

▪▪ »Ich kann den Schrittzähler nicht immer mit mir rumtragen!«, »Das ist doch peinlich!«

Es wird betont, dass es zunächst um die nächste Woche geht, in der der Teilnehmer die Gelegenheit hat, das Tragen des Schrittzählers kennenzulernen. Der Teilnehmer soll nach und nach an das regelmäßige Tragen herangeführt werden, um ihn nicht abzuschrecken.

Außerdem kann besprochen werden, welche Gründe für bzw. gegen das Tragen der Schrittzähler sprechen. Der Patient soll in seinen Sorgen und Befürchtungen ernst genommen werden. Die Befürchtungen werden dann weiter hinterfragt und die Relevanz für das Erreichen des übergeordneten Ziels »bessere Lebensqualität und besserer Stoffwechsel« diskutiert. Die Anstrengung, die mit dem täglichen Tragen verbunden ist, wird vom Therapeuten aufgenommen und die Vorteile und der Sinn des täglichen Tragens werden besprochen. Am Ende wird jedoch dem Patienten die Entscheidung überlassen.

▪▪ Geringe Motivation zur vorgeschlagenen Verhaltensänderung

Das Problem geringer Motivation kommt wahrscheinlich erst an späterer Stelle vor. Dann können folgende Vorgehensweisen hilfreich sein. Problembewusstsein und Motivation können gesteigert werden, in dem sichergestellt wird, dass der Patient den Sinn der Intervention verstanden hat und weiß, wofür die Übung bzw. die Intervention gut ist. Der Teilnehmer wird angeregt, über seine persönlichen Motive, sich mehr zu bewegen bzw. den Schrittzähler regelmäßig zu tragen, nachzudenken.

Dann ist es wichtig, dass der Patient sich über die Vor- und Nachteile des alten sowie neuen Verhaltens klar wird, um selbst eine Entscheidung für oder auch gegen eine Verhaltensänderung zu treffen. Hier können evtl. einzelne Techniken aus dem »Motivationalen Interview« (Arkowitz, Westra u. Miller 2007) herangezogen werden. Im Folgenden werden einige mögliche Techniken kurz beschrieben:

- Arbeit mit Ambivalenzen (»Soll ich etwas ändern oder nicht?«): Zunächst werden die Ambivalenzen exploriert, d. h., es werden die positiven und negativen Aspekte des Status quo und der Verhaltensänderung erkundet und zwar so, wie es sich für den Teilnehmer subjektiv darstellt. Keinesfalls findet eine Bewertung durch den Therapeuten statt, er spiegelt nur die Ambivalenz des Patienten und hilft ihm, die Zwiespältigkeit

Arbeitsblatt 2	Wie kann ich meine tägliche Schrittzahl steigern?	Seite 1

Jeder Schritt zählt!

Wie kann ich meine tägliche Schrittzahl steigern?

1. Nehmen Sie öfter einmal die Treppe statt Aufzug oder Rolltreppe. Wenn es hoch hinauf geht, fangen Sie langsam an: in den ersten Tagen reicht ein Stockwerk, dann das zweite und so weiter.

2. Wenn Sie mit dem Auto fahren, wählen Sie einen Parkplatz, der ein Stück weiter weg von Ihrem Ziel ist.

3. Wenn Sie Bus- oder Bahnfahrer sind, dann steigen Sie doch einmal eine Station früher aus.

4. Legen Sie mehr Schritte ein, indem Sie Ihre TV-Fernbedienung einschließen. So müssen Sie jedes Mal aufstehen, wenn Sie den Fernseher umschalten möchten.

5. Nutzen Sie kleine Pausen für kurze Spaziergänge. Jeder Schritt zählt. Oder machen Sie es sich zur Gewohnheit, nach dem Mittagessen 10 Minuten spazieren zu gehen.

6. Eigene Ideen:

....

....

....

....

....

....

....

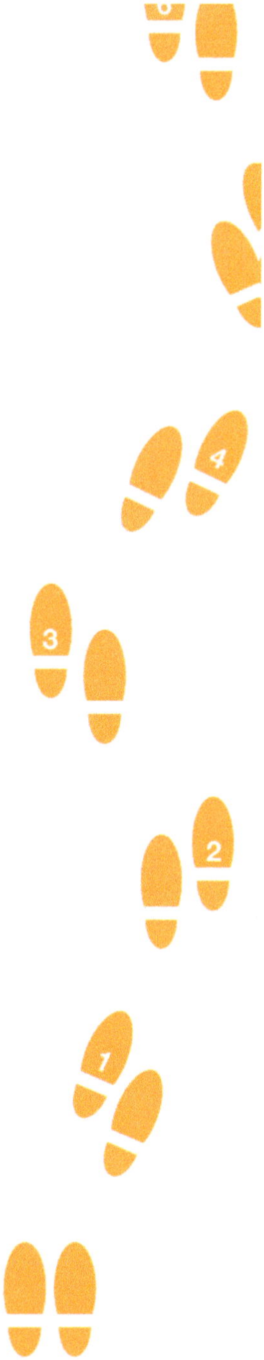

Achten Sie auf bequeme Kleidung und bequemes Schuhwerk.

Abb. 3.6 Arbeitsblatt 2: Wie kann ich meine tägliche Schrittzahl steigern?

zu erkennen. Verhaltensweisen und Äußerungen des Teilnehmers werden gewürdigt. Am Ende sollte die persönliche Wahlfreiheit und Kontrolle herausgestellt werden: »Sie können frei entscheiden, welche Schlussfolgerungen Sie aus dem Besprochenen ziehen. Wichtig ist nur, dass Sie herausfinden, was für Sie richtig ist.

- Entscheidungswaage: Waagemodell zur Abwägung zwischen Nutzen und Kosten einer Veränderung bzw. Nichtveränderung.
- Pro-/Contra oder 4-Felder-Schema: Pro/Contra der Veränderung und des Status quo werden exploriert und in den entsprechenden 4 Feldern eingetragen.

Die Änderungszuversicht kann auch gefördert werden durch:

- Zuversichtsratings (»Auf einer Skala von »0 = gar nicht zuversichtlich« bis »10 = sehr zuversichtlich«: Wie zuversichtlich sind Sie in Hinblick auf …? … Wie kommt es, dass Sie sich bei Wert … und nicht bei Wert … eingeordnet haben?),
- Rückblick auf vergangene Erfolge (»Wann in der Vergangenheit haben Sie sich schon einmal zu einer Veränderung entschlossen und diese umgesetzt? Wie haben Sie das gemacht? Welche Hindernisse gab es und wie haben Sie diese überwunden?«),
- Ansprechen persönlicher Stärken und Unterstützungsmöglichkeiten (»Welche Stärken haben Sie, die Ihnen dabei helfen könnten? Wer könnte Sie unterstützen?«),
- Thematisieren hypothetischer Veränderungen (»Nehmen Sie einmal an, Sie hätten Ihr Ziel erreicht und schauen nun zurück: Was hat den Ausschlag gegeben, dass Sie es geschafft haben?«).

Wichtig: Der Patient soll sich nicht gedrängt fühlen, ggf. kann eine Bedenkzeit eingeräumt werden.

3.2.5 Verabschiedung

Nachdem alle Fragen geklärt sind, wird dem Patienten der Schrittzähler mitgegeben und nochmals betont, dass es in der nächsten Woche nur um die Erfassung des ganz normalen Bewegungsverhaltens geht, der Patient sich also nicht mehr oder weniger bewegen soll. Dann wird der Patient freundlich verabschiedet.

» z. B. … Es kann sein, dass Ihnen nun all diese Veränderungen schwer umsetzbar und anstrengend erscheinen. Sie haben möglicherweise schon selbst versucht, etwas zu unternehmen oder sich mehr zu bewegen, haben das aber nicht lange durchgehalten. Das ist wie mit den guten Vorsätzen zu Silvester … Versuchen Sie fürs Erste, die nächsten Schritte auf sich zukommen zu lassen, schauen Sie sich die Gruppe erst einmal in Ruhe an. Auch wenn sie es sich eventuell jetzt noch nicht vorstellen können, ist es sehr wahrscheinlich, dass Sie schon bald profitieren werden.
In der nächsten Woche geht es erst einmal darum, sich so zu bewegen wie Sie es immer tun, nur eben mit dem Schrittzähler. Wenn Sie Fragen haben oder Probleme auftauchen, können Sie mich gerne anrufen. Schön, dass Sie da waren. Ich freue mich schon sehr darauf, Sie nächste Woche wieder zu sehen.

3.3 Modul Aktivitätenaufbau: »Aktivität und Stimmung – Aktiv zum Ziel«

- **Ziele**
  - Steigerung der Bewegung und Anwendung der Schrittzähler: Zielanpassung und Weiterverfolgung der Ziele
  - Vermittlung des Zusammenhanges zwischen Handeln und Fühlen:
    - Wiederholung der Stimmungsspiralen
    - Einführung des Depressionsdreiecks
    - Anwendung des Tagesprotokolls
    - Liste angenehmer Aktivitäten
    - Das Waagemodell: Balance zwischen Pflicht und angenehmen Aktivitäten
    - Anwendung des Wochenplans
    - Umgang mit Hindernissen
- **Übersicht**
  - 1. Sitzung: Wie hängen Handeln und Fühlen miteinander zusammen?
  - 2. Sitzung: Aktiv werden
  - 3. Sitzung: Alles im Gleichgewicht?
  - 4. Sitzung: Hindernisse erkennen und überwinden

3.3.1 1. Sitzung (120 min): »Wie hängen Fühlen und Handeln miteinander zusammen?«

- **Inhalte**
  1. Begrüßung und Ausblick
  2. Steigerung der Bewegung: Jeder Schritt zählt!
  3. Einführung und Wiederholung »Handeln und Stimmung«
     - Die Stimmungsspiralen
     - Das Depressionsdreieck
     - Das Tagesprotokoll
  4. Übungsaufgaben
  5. Fazit, Stundenbewertung und Abschluss
- **Material**
  - Folie 1: Tagesordnung (▫ Abb. 3.7)
  - Abbildung »Abwärtsspirale« (▫ Abb. 3.3)
  - Abbildung »Aufwärtsspirale« (▫ Abb. 3.4)
  - Abbildung »Das Depressionsdreieck« (▫ Abb. 3.9)
  - Arbeitsblatt 2: Wie kann ich meine tägliche Schrittzahl steigern? (▫ Abb. 3.6)
  - Arbeitsblatt 3: Jeder Schritt zählt: Was möchte ich erreichen? (▫ Abb. 3.8)
  - Arbeitsblatt 4: Das Tagesprotokoll (+ zusätzliche Kopien) (▫ Abb. 3.10)
  - Beurteilungsbögen 1, 2, 3 (▫ Abb. 3.11, ▫ Abb. 3.12, ▫ Abb. 3.13)

3.3.1.1 Begrüßung und Ausblick (15 min)

Zu Beginn werden alle Teilnehmer begrüßt und auf fehlende Teilnehmer wird kurz eingegangen. Außerdem werden die Neueinsteiger begrüßt und vorgestellt. Dann stellen sich die übrigen Gruppenteilnehmer dem Neueinsteiger in einer kurzen Vorstellungsrunde vor. Dabei wird darauf hingewiesen, dass die Teilnehmer sich gegenseitig in der Pause näher kennenlernen können. Dann folgt anhand der Tagesordnung (an der Flipchart oder Folie 1; ▫ Abb. 3.7) ein kurzer Überblick über die Sitzung.

» z. B. … Ich begrüße Sie herzlich zur ersten Sitzung des Themenblocks »Aktiv zum Ziel«« und freue mich sehr, dass Sie so zahlreich erschienen sind. Heute haben sich Herr X und Frau Z entschuldigt, da sie krank sind. Außerdem haben wir eine neue Teilnehmerin in unserer Runde, Frau Y ist ab heute neu dabei. Auch Sie heiße ich ganz herzlich willkommen. Es freut mich sehr, dass Sie nun mit dabei sind. Vielleicht stellen wir uns alle nochmals kurz mit Namen vor. In der Pause ist etwas Zeit, um sich gegenseitig näher kennenzulernen. [Tagesordnung darstellen] Bevor wir in das neue Thema einsteigen, werden wir am Anfang gemeinsam besprechen, wie Sie mit den Schrittzählern zurechtgekommen sind und wie es in der kommenden Woche weiter geht bzw. welche Ziele Sie sich für das kommende Modul setzen möchten, um die Bewegung zu steigern. Außerdem haben wir genug Zeit, um Fragen zu den Schrittzählern zu besprechen.
Im zweiten Teil werden wir uns damit beschäftigen, wie Handeln und Aktivität die Stimmung beeinflussen können. Dazu hatten Sie ja alle schon im Vorgespräch ein wenig gehört. In den nächsten 4 Sitzungen haben wir dann Zeit, uns ausführlich mit dem Zusammenhang zwischen Stimmung und Handeln auseinanderzusetzen.
[Darauf folgen genauere Erläuterungen zum heutigen Vorgehen anhand der Tagesordnung (Folie 1; ▫ Abb. 3.7)]

3.3.1.2 Steigerung der Bewegung: »Jeder Schritt zählt!« (40 min)

An dieser Stelle werden die Ziele bezüglich der Bewegungssteigerung aufgegriffen. Zu Beginn werden die Schrittzählerkurven ausgedruckt. Um Zeit zu sparen, kann dies schon geschehen, während die Teilnehmer Platz nehmen.

Die Neueinsteiger sollen in der kommenden Woche selbstständig ohne Zielvorgaben versuchen, Bewegung und Mobilität zu steigern. Anhand des Arbeitsblattes 2 »Wie kann ich meine tägliche Schrittzahl steigern?« (▫ Abb. 3.6) können mögliche Strategien besprochen werden. Dabei ist es wichtig, die Teilnehmer nach eigenen Ideen zu fragen.

Die Teilnehmer, die schon länger dabei sind, werden gefragt, wie es bisher geklappt hat, ob es Probleme gab und welche Erfahrungen mit den Schrittzählern gemacht wurden. Dann wird erarbeitet, ob bzw. wie die bisherigen Ziele verändert werden sollen, d. h., ob die Zielvorgaben nach unten angepasst, beibehalten oder gesteigert werden sollen. Für die Neueinsteiger erfolgt dieser Schritt in der nächsten Sitzung.

Anhand des Arbeitsblattes 3 »Jeder Schritt zählt: Was möchte ich erreichen?« (▫ Abb. 3.8) werden dann die Ziele ggf. angeglichen.

Es können folgende Fragen gestellt werden:

- Welche kurzfristigen Etappenziele wurden erreicht?
- Welche mittelfristigen Etappenziele wurden erreicht?
- Welche kurz- und mittelfristigen Ziele wurden nicht erreicht? Warum nicht?
- Wie können die Etappenziele besser angepasst werden?
- Welches kurzfristige Ziel möchten Sie in den nächsten 4 Wochen erreichen?
- Welches mittelfristige Ziel streben Sie am Ende der Gruppe in 3 Monaten an?

Folie 1	Tagesordnung	Seite 1

Aktivität und Stimmung – Aktiv zum Ziel

1. Sitzung:

Wie hängen Handeln und Stimmung miteinander zusammen?

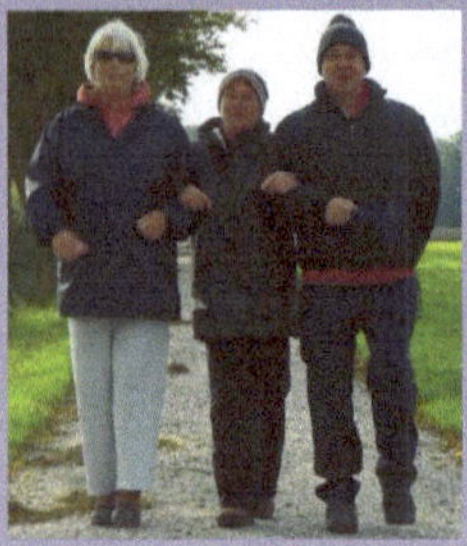

1. Begrüßung und Ausblick
2. Steigerung der Bewegung: „Jeder Schritt zählt!“
3. Einführung und Wiederholung „Handeln und Stimmung“
    - 3.1 Die Stimmungsspiralen
    - 3.2 Das Depressionsdreieck
    - 3.3 Das Tagesprotokoll
4. Übungsaufgaben
5. Fazit, Stundenbewertung und Abschluss

Abb. 3.7 Folie 1: Tagesordnung

Arbeitsblatt 4	Jeder Schritt zählt: Was möchte ich erreichen?	Seite 1

„Jeder Schritt zählt": Was möchte ich erreichen?

So geht's
Sie tragen Ihren Schrittzähler nun regelmäßig und können von Woche zu Woche prüfen, ob Ihre Ziele zu Ihnen passen oder noch ein wenig verändert werden müssen.
Schauen Sie sich in Ruhe an, welche Ziele erreicht wurden und welche Ziele nicht erreicht wurden. Überlegen Sie, warum etwas nicht geklappt hat.
Es kann einige Zeit dauern, bis Sie die Ziele gefunden haben, die zu Ihnen passen.

Meine durchschnittliche Schrittzahl nach der ersten Woche:________

Datum:	In einer Woche	In vier Wochen	In drei Monaten
1. Mein Ziel?			
2. Was habe ich erreicht?			
3. Sollte ich mir ein neues Ziel setzen? Wenn ja, welches Ziel wäre passender?			

Hat etwas nicht geklappt? Warum?

Abb. 3.8 Arbeitsblatt 3: Jeder Schritt zählt: Was möchte ich erreichen?

Die Zielsetzung erfolgt individuell aufgrund der Baseline und der selbstständigen Steigerung. In der Kurzzeitphase werden kurz- (4 Wochen) und mittelfristige (12 Wochen) Ziele festgelegt. Die langfristigen Bewegungsziele (6 und 12 Monate) werden in der Langzeitphase erarbeitet. Die Ziele werden schriftlich im Arbeitsblatt 3: »Jeder Schritt zählt: Was möchte ich erreichen?« (Abb. 3.8) festgehalten. Der Leiter soll besonders darauf achten, dass die Teilnehmer sich weder über- noch unterfordern.

Bei einer Reduktion der Zielvorgaben ist es wichtig, dass dies nicht als »Versagen« verstanden wird. Der Leiter betont, dass man ja noch gar nicht wissen kann, wie ein passendes Ziel aussieht und man dies erst im Laufe der Zeit für sich herausfinden muss.

Dieser Baustein kann auch als Gruppenarbeit durchgeführt werden. Möglicherweise könnte ein Neueinsteiger mit einem Gruppenmitglied zusammenarbeiten, das schon länger dabei ist.

» z. B. … Wenn die Ziele, die Sie sich zuletzt gesetzt hatten, doch nicht so ganz passend waren, können wir Ihre Erfahrungen, die Sie mit den Schrittzählern in den letzten Wochen gemacht haben, nutzen, um das Ziel neu anzupassen. Es ist völlig normal, dass man am Anfang noch gar nicht so recht weiß, was denn ein passendes Ziel wäre und daher die Ziele immer wieder neu anpassen muss, bis es eben dann immer besser stimmt. Mit dem Arbeitsblatt 3 »Jeder Schritt zählt: Was möchte ich erreichen?« können Sie festhalten, wie es in den letzten Wochen geklappt hat und was Sie sich für die nächsten Wochen vornehmen möchten. Falls Sie ein Ziel nicht erreicht haben, ist es wichtig, herauszufinden, woran es lag. Vielleicht war das Ziel ja zu hoch angesetzt oder evtl. gab es andere Hindernisse.
Mit den Teilnehmern, die heute neu eingestiegen sind, werden wir uns zunächst die Grundrate ansehen, d. h., wie viele Schritte Sie in der letzten Woche bei der für Sie bisher üblichen Bewegung gegangen sind. Wir schauen uns dann zusammen an, wie Sie nun weitermachen können. Zunächst ist es wichtig, dass Sie in der nächsten Woche einmal selbst versuchen, sich in Ihrem Alltag mehr zu bewegen. Darauf aufbauend werden wir dann in der nächsten Stunde Ziele so festlegen, wie es die anderen Teilnehmer heute schon machen.
Bevor Sie anfangen, möchte ich mit Ihnen kurz besprechen, warum es überhaupt wichtig ist, sich Ziele zu setzen. Vielleicht können Sie sich an das Vorgespräch erinnern, auch dort hatten wir uns schon mit Ihren Zielen für das Gruppenprogramm beschäftigt. Was denken Sie? Was denken Sie, kennzeichnet denn ein gutes Ziel, das man auch erreichen kann?

Pause (10 min)

3.3.1.3 Einstieg bzw. Wiederholung zum Thema »Handeln und Stimmung« (40 min)

Die Stimmungsspiralen: »Rutschbahn in die schlechte Stimmung«

Zunächst wird das Beispiel aus dem Vorgespräch nochmals aufgegriffen (Beispiel und Wortlaut s. Vorgespräch). Dann wird die abwärts gerichtete Stimmungsspirale, die die Teilnehmer schon aus dem Vorgespräch kennen, nochmals als Folie bzw. im Begleitbuch (Abb. 3.3) präsentiert und der Zusammenhang zwischen Handeln und Fühlen anhand des Beispiels wiederholt. Dabei wird darauf geachtet, dass alle Teilnehmer den Zusammenhang nachvollziehen können und Wert auf individuelle Beispiele gelegt bzw. im Idealfall die Spiralen anhand eines Teilnehmerbeispiels nachvollzogen. Immer wieder wird gefragt, ob die Teilnehmer dies schon bei sich beobachtet haben. Der Austausch der Teilnehmer soll angeregt werden.

» z. B. … Haben Sie das auch schon einmal bei sich erlebt? Wie lief das genau bei Ihnen ab?

Anschließend erklärt der Leiter anhand von Abb. 3.4, die die aufwärtsgerichtete Spirale zeigt, dass die Spirale auch umgedreht und etwas gegen die schlechte Stimmung getan werden kann bzw. der niedergeschlagenen Stimmung vorgebeugt werden kann. Auch hierzu werden die Erfahrungen der Teilnehmer erfragt.

» z. B. … Wie können Sie die Stimmungsspirale umdrehen? Was haben Sie selbst schon einmal getan, um die Spirale umzudrehen? Was sind Ihre Erfahrungen? …

Das Depressionsdreieck

Anschließend wird der Zusammenhang Handeln – Stimmung anhand des Depressionsdreiecks (Abb. 3.9) illustriert. Das Depressionsdreieck taucht in allen Modulen auf und verbindet die Inhalte miteinander.

» z. B. … An den Stimmungsspiralen konnten Sie sehen: Handeln und Stimmung hängen eng zusammen! Wenn Sie sich etwas Angenehmes vornehmen, kann das dazu führen, dass Ihre Stimmung besser wird.

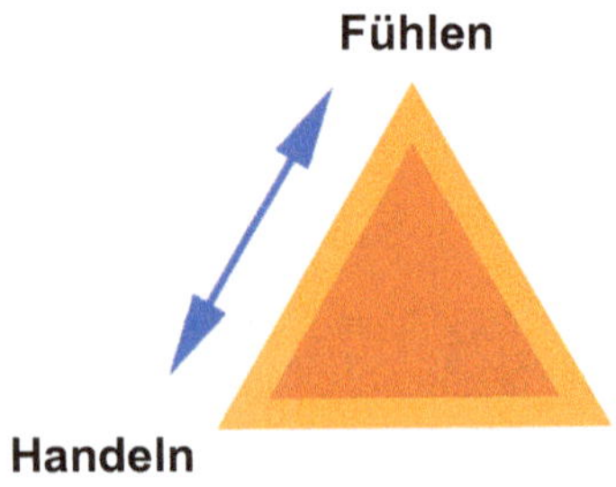

Abb. 3.9 Das Depressionsdreieck

Der Zusammenhang gilt aber auch andersherum: Das Fühlen beeinflusst das Handeln! Wenn sich Ihre Stimmung bessert, dann nehmen Sie sich auch wieder eher angenehme Dinge vor.
Den Zusammenhang zwischen Handeln und Stimmung kann man auch mit dem Depressionsdreieck darstellen. Wir werden dieses Dreieck noch oft verwenden. Vielleicht kennen Sie es auch schon aus einem anderen Themenblock.
Wie geht es Ihnen zum Beispiel, wenn Sie Ihren geplanten Spaziergang absagen? Wie geht es Ihnen, wenn Sie es doch schaffen, nach dem Essen einen kurzen Spaziergang zu machen?
Damit haben Sie schon einen Ansatzpunkt kennengelernt, um schlechter Stimmung vorzubeugen und auch aus der Depressionsspirale auszusteigen. Das heißt jetzt also mehr angenehme Aktivitäten, um die Spirale umzudrehen, und genau das ist unser Ziel in den nächsten Sitzungen.

Das Tagesprotokoll

Mit den Teilnehmern wird nun erarbeitet, wie sie die Stimmungsspirale umdrehen können. Der erste Schritt dabei ist, den Zusammenhang zwischen Handeln und Stimmung bei sich selbst zu beobachten. Hierzu wird das Tagesprotokoll (Arbeitsblatt 4; ◘ Abb. 3.10) eingeführt, das die Teilnehmer in den nächsten beiden Wochen führen sollen. Die Stimmung wird anhand einer 6-stufigen Skala, nach Schulnoten, beurteilt. Die Teilnehmer sollen sich möglichst alle 2 bis 3 Stunden Zeit nehmen, das Stimmungsprotokoll für die letzten Stunden auszufüllen. Dies kann an bestimmte Tätigkeiten gekoppelt werden, z. B. die Mahlzeiten, Medikamenteneinnahme etc. Die Teilnehmer sollten das Protokoll möglichst auch an einer zentralen Stelle aufbewahren. Sie können es z. B. an den Kühlschrank kleben, neben das Telefon legen etc.

Gemeinsam wird in der Gruppe überlegt, wann die Eintragungen am besten erfolgen können und wo das Stimmungsprotokoll am besten aufbewahrt werden kann, um Vergessen zu vermeiden.

Der Gruppenleiter erklärt auch, dass es wichtig ist, möglichst keinen Tag bzw. keine Stunde auszulassen. Falls Eintragungen doch einmal vergessen werden, werden diese nicht nachgeholt.

Zusätzliche Tagesprotokolle werden in ausreichender Anzahl an die Teilnehmer verteilt. In den nächsten Sitzungen werden diese ausgewertet und der Durchschlag zur weiteren internen Auswertung eingesammelt.

3.3.1.4 Übungsaufgaben (5 min)

Bis zum nächsten Termin sollen die Schrittzähler weiter getragen und die Ziele verfolgt werden. Außerdem soll täglich das Tagesprotokoll ausgefüllt werden.

3.3.1.5 Fazit der Stunde, Stundenbewertung und Abschluss (10 min)

Der Leiter fasst die wichtigsten Aspekte der Sitzung zusammen, offene Fragen werden geklärt.

Danach können die Teilnehmer, die möchten, die Stunde bewerten. (»Möchte noch jemand etwas sagen?«).

Außerdem wird der Stundenbeurteilungsbogen (◘ Abb. 3.11) ausgeteilt. Den Patienten wird erklärt, dass sie nun nach jeder Sitzung in einem kurzen Bogen ihre Zufriedenheit mit dieser Gruppensitzung einschätzen sollen. Es wird den Patienten vermittelt, dass dies sehr wichtig ist, um die Gruppensitzungen kontinuierlich zu verbessern und ihren Bedürfnissen anzupassen.

Auch der Gruppenleiter schätzt die Sitzung anhand der dafür vorgesehenen Beurteilungsbögen (◘ Abb. 3.12, ◘ Abb. 3.13) ein.

Die Beurteilungsbögen sind im Manual einmalig zur Ansicht abgedruckt und werden jede Stunde als separate Arbeitsmaterialien ausgeteilt.

Anschließend erfolgt ein kurzer Ausblick auf die nächste Sitzung (»Aktiv werden«), dann werden die Teilnehmer verabschiedet.

Arbeitsblatt 5	Das Tagesprotokoll	Seite 1

Tagesprotokoll

Nehmen Sie möglichst oft am Tag die Eintragungen für die vergangenen Stunden vor! Dann sind Ihnen Ihre Tätigkeiten und Stimmungen noch am besten in Erinnerung.

Notieren Sie bitte in der Mitte des Blattes, was Sie zu einer bestimmten Uhrzeit getan haben.

Bewerten Sie dann Ihre Stimmung zur jeweiligen Uhrzeit mit „1" (sehr gute Stimmung) bis „6" (sehr schlechte Stimmung) und kreuzen Sie die entsprechende Zahl an.

1 = sehr gute Stimmung
2 = gute Stimmung
3 = mittelmäßige Stimmung
4 = weniger gute Stimmung
5 = schlechte Stimmung
6 = sehr schlechte Stimmung

Tagesprotokoll vom: ________________(Datum) **..... Tag**

Uhrzeit	Was habe ich getan ?	Stimmung
6 - 8		① ② ③ ④ ⑤ ⑥
9 - 10		① ② ③ ④ ⑤ ⑥
10 - 11		① ② ③ ④ ⑤ ⑥
11 - 12		① ② ③ ④ ⑤ ⑥

Abb. 3.10 Arbeitsblatt 4: Das Tagesprotokoll

Arbeitsblatt 5	Das Tagesprotokoll	Seite 2

Tagesprotokoll vom: ____________________(Datum) ..... Tag

Uhrzeit	Was habe ich getan ?	Stimmung
12 - 13		① ② ③ ④ ⑤ ⑥
13 - 14		① ② ③ ④ ⑤ ⑥
14 - 15		① ② ③ ④ ⑤ ⑥
15 - 16		① ② ③ ④ ⑤ ⑥
16 - 17		① ② ③ ④ ⑤ ⑥
17 - 18		① ② ③ ④ ⑤ ⑥
18 - 19		① ② ③ ④ ⑤ ⑥

Abb. 3.10 (Fortsetzung)

Arbeitsblatt 5	Das Tagesprotokoll	Seite 3

Tagesprotokoll vom: ____________________(Datum) ..... Tag

Uhrzeit	Was habe ich getan ?	Stimmung
19 - 20		① ② ③ ④ ⑤ ⑥
20 - 21		① ② ③ ④ ⑤ ⑥
21 - 22		① ② ③ ④ ⑤ ⑥

Abb. 3.10 (Fortsetzung)

Berurteilungsbogen 1	Patientenstundenbogen	Seite 1

Patientenstundenbogen

Wie haben Sie die heutige Sitzung erlebt?

Bitte geben Sie dazu an, wie sehr Sie den folgenden Feststellungen zustimmen!

	Trifft nicht zu	Trifft eher nicht zu	Trifft mittel-mäßig zu	Trifft eher zu	Trifft zu
1. Ich war an der Sitzung heute innerlich beteiligt.	☐	☐	☐	☐	☐
2. Ich habe an der heutigen Sitzung aktiv mitgewirkt.	☐	☐	☐	☐	☐
3. Die Inhalte der Sitzung konnte ich gut nachvollziehen.	☐	☐	☐	☐	☐
4. Die heutige Sitzung hat mir Anregungen zur Bewältigung meiner Beschwerden gebracht.	☐	☐	☐	☐	☐
5. Ich habe die Gruppe heute als hilfreich empfunden.	☐	☐	☐	☐	☐
6. Die Gruppenatmosphäre fand ich heute gut.	☐	☐	☐	☐	☐
7. Insgesamt bin ich mit der heutigen Sitzung zufrieden.	☐	☐	☐	☐	☐
8. Nach der heutigen Sitzung denke ich, diese Therapieform ist für die Bewältigung meiner Beschwerden erfolgversprechend	☐	☐	☐	☐	☐

Abb. 3.11 Beurteilungsbogen 1: Patientenstundenbogen

Berurteilungsbogen 2	Therapeutenstundenbogen - Gruppe	Seite 1

Therapeutenstundenbogen - Gruppe

Wie haben Sie die heutige Sitzung erlebt?

Bitte geben Sie dazu an, wie sehr Sie den folgenden Feststellungen zustimmen!

	Trifft nicht zu	Trifft eher nicht zu	Trifft mittelmäßig zu	Trifft eher zu	Trifft zu
1. Die Patienten waren an der Sitzung heute innerlich beteiligt.	☐	☐	☐	☐	☐
2. An der heutigen Sitzung haben die Patienten aktiv mitgewirkt.	☐	☐	☐	☐	☐
3. Die Inhalte der Sitzung konnten von den Patienten heute gut nachvollzogen werden.	☐	☐	☐	☐	☐
4. Die heutige Sitzung hat den Patienten Anregungen zur Bewältigung ihrer Beschwerden gebracht.	☐	☐	☐	☐	☐
5. Die Patienten haben die Gruppe heute als hilfreich empfunden.	☐	☐	☐	☐	☐
6. Die Gruppenatmosphäre fanden die Patienten heute gut.	☐	☐	☐	☐	☐
7. Die Patienten sind mit der heutigen Sitzung insgesamt zufrieden.	☐	☐	☐	☐	☐
8. Nach der heutigen Sitzung halten die Patienten diese Therapieform für die Behandlung ihrer Beschwerden für erfolgversprechend.	☐	☐	☐	☐	☐

Abb. 3.12 Beurteilungsbogen 2: Therapeutenstundenbogen – Gruppe

Berurteilungsbogen 3	Therapeutenstundenbogen - Zusatzitems	Seite 1

Gruppen- Nr.: Sitzung: Datum: Name:

Therapeutenstundenbogen

Zusatzitems

Wie haben Sie die heutige Sitzung erlebt?

Bitte geben Sie dazu an, wie sehr Sie den folgenden Feststellungen zustimmen!

	Trifft nicht zu	Trifft eher nicht zu	Trifft mittel-mäßig zu	Trifft eher zu	Trifft zu
1. Die Gruppenatmosphäre fand ich heute gut.	☐	☐	☐	☐	☐
2. Es ist mir heute gut gelungen, auf die Anliegen der Patienten einzugehen.	☐	☐	☐	☐	☐
3. Die Durchführung der heutigen Sitzung orientierte sich eng am Manual.	☐	☐	☐	☐	☐
4. Heute ist die Sitzung an den momentanen Bedürfnissen der Patienten vorbeigegangen.	☐	☐	☐	☐	☐
5. Heute konnte ich die Inhalte des Manuals gut umsetzen.	☐	☐	☐	☐	☐
6. Heute konnte ich die individuellen Beispiele der Patienten gut zur Umsetzung des Sitzungsthemas nutzen.	☐	☐	☐	☐	☐
7. Ich bin heute teilweise vom Manual abgewichen.	☐	☐	☐	☐	☐
8. Ich bin mit der heutigen Sitzung insgesamt zufrieden.	☐	☐	☐	☐	☐

Abb. 3.13 Beurteilungsbogen 3: Therapeutenstundenbogen – Zusatzitems

3.3.2 2. Sitzung (120 min): »Aktiv werden«

- **Inhalt**
  1. Begrüßung der Teilnehmer, Rückblick und Ausblick auf die zweite Sitzung
  2. Besprechung der Übungsaufgaben
     - Steigerung der Bewegung: Jeder Schritt zählt!
     - Was ist ein gutes Ziel?
     - Tagesprotokolle
  3. Warum sind Aktivitäten so wichtig?
     - Einführung und Austausch
     - Die Liste angenehmer Aktivitäten
     - Persönliche angenehme Aktivitäten
  4. »Ich kann mich nicht aufraffen …«
  5. Übungsaufgaben
  6. Fazit, Stundenbewertung und Abschluss
- **Material**
  - Folie 2: Tagesordnung (■ Abb. 3.14)
  - Arbeitsblatt 3: »Jeder Schritt zählt: Was möchte ich erreichen?« (■ Abb. 3.8)
  - Arbeitsblatt 4: Tagesprotokoll (■ Abb. 3.10)
  - Arbeitsblatt 5: Die Liste angenehmer Aktivitäten (■ Abb. 3.15)
  - Arbeitsblatt 6: Persönliche Liste angenehmer Aktivitäten (■ Abb. 3.16)
  - Beurteilungsbögen 1, 2, 3 (■ Abb. 3.11, ■ Abb. 3.12, ■ Abb. 3.13)

3.3.2.1 Begrüßung der Teilnehmer, Rückblick und Ausblick auf die zweite Sitzung (10 min)

Wie üblich werden die Anwesenden begrüßt und kurz auf fehlende Teilnehmer eingegangen. Dabei wird hervorgehoben, dass man aufgrund von Krankheit selbstverständlich auch einmal fehlen kann, es aber grundsätzlich wichtig ist, möglichst jede Stunde mitzubekommen, um von der Behandlung zu profitieren. Dann folgen ein kurzer Rückblick und der Ausblick auf die Sitzung anhand der Tagesordnung (Folie 2; ■ Abb. 3.14).

» z. B. … Herzlich willkommen zu unserer zweiten Sitzung. Schön, dass Sie auch heute wieder so zahlreich erschienen sind. Ich freue mich, dass Frau X wieder mit dabei ist, Sie waren in der letzten Woche ja leider krank. Geht es Ihnen nun wieder besser? Sie werden heute sicher auch schnell wieder ins Thema kommen. Vielleicht könnte jemand kurz wiederholen, was wir in der letzten Stunde gemacht haben?
In der letzten Stunde haben wir uns zu Beginn mit den Schrittzählern beschäftigt und geschaut, welche Ziele Sie damit in den nächsten Wochen verfolgen können. Dann haben wir besprochen, dass unser Handeln die Stimmung beeinflussen kann, d. h., die Stimmung wird umso schlechter, je weniger aktiv Sie sind, und umso besser, je aktiver Sie ihr Leben gestalten. Um etwas zu ändern, ist es wichtig diesen Zusammenhang bei sich zu beobachten und herauszufinden, wie sich Ihre Stimmung über den Tag hinweg verhält. Dafür waren die Tagesprotokolle gedacht.
Zu Beginn der heutigen Sitzung werden wir, wie immer, die Übungen für zu Hause besprechen. Wir schauen also gemeinsam, wie es mit den Schrittzählern und den Tagesprotokollen geklappt hat, welche Erfahrungen Sie damit gemacht haben und ob es Probleme gegeben hat. Danach werden wir uns damit beschäftigen, wie Sie die Stimmungsspirale umdrehen können bzw. warum angenehme Aktivitäten so wichtig sind. Aber zunächst zu den Übungsaufgaben.

3.3.2.2 Besprechung der Übungsaufgaben (30 min)

Am Beginn jeder Sitzung werden die Übungsaufgaben besprochen. Probleme und Fragen haben immer Vorrang. Dies dient einerseits der Einhaltung der Therapieadhärenz der Teilnehmer bezüglich der Übungsaufgaben, andererseits sollte deutlich werden, dass in der praktischen Umsetzung der Methoden, die vermittelt wurden, der Therapieerfolg liegt. Werden die Übungsaufgaben nicht gemacht, sollte wertschätzend der Grund dafür festgestellt werden und gemeinsam Möglichkeiten zur erfolgreichen Durchführung besprochen werden. So wird dem Teilnehmer deutlich gemacht, dass er in seinem Bemühen ernst genommen wird. Jedes Bemühen wird verstärkt.

Schrittzähler

Gemeinsam findet wie zu Beginn jeder Sitzung der Austausch über die Anwendung der Schrittzähler statt, ggf. werden die Zielvorgaben angepasst. Probleme werden geklärt. Mit den Neueinsteigern wird nun das Arbeitsblatt3 »Jeder Schritt zählt: Was möchte ich erreichen?« (■ Abb. 3.8) besprochen. Dies kann auch ggf. nach der Stunde in einem 10- bis 15-minütigen Einzelgespräch erfolgen.

Was ist ein gutes Ziel?

An dieser Stelle kann nun gemeinsam erarbeitet werden, dass es wichtig ist, Ziele festzulegen (nach dem Motto: »Wenn Sie nicht wissen, wohin Sie möchten, brauchen Sie sich nicht zu wundern, wenn Sie woanders ankommen«). Dabei wird an das Vorgespräch erinnert, indem ebenfalls die Kriterien eines adäquaten Zieles besprochen wurden. Außerdem werden die Teilnehmer befragt, was ein »gutes Ziel« ausmacht. Ein gutes Ziel ist realistisch, konkret, positiv und messbar.

Folie 2	Tagesordnung	Seite 1

Aktivität und Stimmung – Aktiv zum Ziel

2. Sitzung:

Aktiv werden

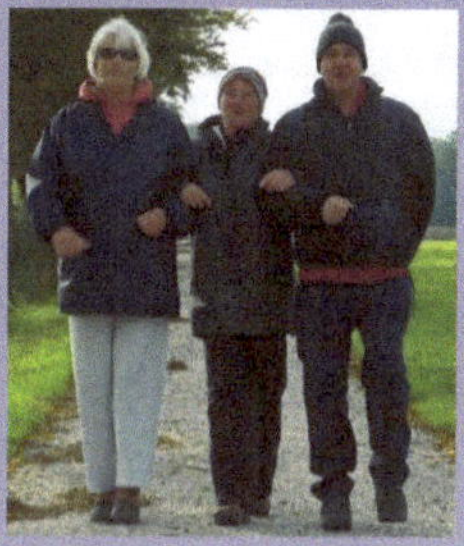

1. Begrüßung, Rückblick und Ausblick
2. Besprechung der Übungsaufgaben
   - 2.1 Steigerung der Bewegung: Jeder Schritt zählt!
   - 2.2 Was ist ein gutes Ziel?
   - 2.3 Tagesprotokolle
3. Warum sind Aktivitäten so wichtig?
   - 3.1. Einführung und Austausch
   - 3.2 Die Liste angenehmer Aktivitäten
   - 3.3. Persönliche angenehme Aktivitäten
4. „Ich kann mich nicht aufraffen …"
5. Übungsaufgaben
6. Fazit, Stundenbewertung und Abschluss

Abb. 3.14 Folie 2: Tagesordnung

> z. B. … Was ist denn Ihr Eindruck, was ein gutes Ziel ausmacht? Worauf achten Sie, wenn Sie sich etwas vornehmen?
> 1. Es ist günstig, wenn Ihre Ziele möglichst realistisch sind, d. h., dass Sie auch eine gute Chance haben, das Ziel zu erreichen. Daher kann es hilfreich sein, das Ziel nach Möglichkeit so zu formulieren, dass es nicht unerreichbar ist, aber auch nicht zu unbedeutend. Beispiel: Unrealistisch wäre es, bei einer Grundrate von 1000 Schritten täglich, ab morgen 10.000 Schritte anzustreben.
> 2. Zu allgemeine Ziele, z. B. »Ich will mich mehr bewegen«, sind in der Regel nur schwer überprüfbar. So allgemein formuliert, kann es schwer werden zu beurteilen, wann Sie sich »mehr bewegen« und wie das »mehr bewegen« überhaupt aussehen soll. Daher ist es hilfreich, das Ziel so konkret wie möglich zu formulieren und in kleinere Etappenziele aufzuteilen.
> 3. Es hat sich gezeigt, dass positive Ziele genauer ausdrücken, was Sie möchten und motivierender sind. Beispiel: »Ich möchte einmal in der Woche spazieren gehen« spornt mehr an und ist ermutigender als »Ich will nicht mehr so inaktiv sein«.
> 4. Wichtig ist auch, dass Sie sich überlegen, in welchem Zeitraum Sie das Ziel erreichen möchten. Dann können Sie prüfen, ob Sie Ihr Ziel in dem festgelegten Zeitraum erreicht haben, und sich für Ihren Erfolg belohnen.
> Sie haben aber auch die Möglichkeit, Ihr bisheriges Ziel nochmals zu überdenken, da es vielleicht zu hoch gesteckt war oder sich unvorhergesehene Hindernisse ergeben haben. Daher kann es sinnvoll sein, einen Zeitpunkt festzulegen, an dem Sie eine Zwischenbilanz ziehen, um bei Bedarf das Ziel anpassen oder neu formulieren zu können.

Tagesprotokoll

Die Tagesprotokolle (Arbeitsblatt 4; ◻ Abb. 3.10) werden, wenn möglich, in Kleingruppenarbeit ausgewertet, die Ergebnisse werden danach im Plenum diskutiert. Dabei sollen die Teilnehmer ihr Protokoll bezüglich des Zusammenhangs Stimmung und Aktivität prüfen. Auch werden eventuelle Probleme bei der Anwendung thematisiert, z.B. Probleme mit der Bewertungsskala.

Wenn ein Teilnehmer die Übungsaufgaben ganz vergessen oder nicht gemacht hat, werden die Gründe und Probleme geklärt. Vielleicht wurde das Tagesprotokoll nur ungünstig aufbewahrt. Lösungen können gemeinsam erarbeitet oder ggf. vom Gruppenleiter vorgeschlagen werden (Das Tagesprotokoll soll an einer zentralen Stelle aufgehängt werden, z. B. am Bett, am Spiegel oder Kleiderschrank, um es nicht zu vergessen). Es soll verdeutlicht werden, dass das Ausfüllen des Stimmungsprotokolls ein erster wichtiger Schritt zur Stimmungsverbesserung ist. Es wird nicht für den Gruppenleiter gemacht, sondern soll dem Teilnehmer selbst einen Überblick über seine Stimmung ermöglichen. Vielleicht findet sich ja auch ein Teilnehmer, der eines seiner Tagesprotokolle vorstellen möchte. Die Teilnehmer werden dazu angeregt, ihre Erfahrungen mit den Übungsaufgaben zu schildern. Hierbei können sie sich aus der Gruppe Anregungen holen und sich gegenseitig unterstützen.

> z. B. … Wie ist es Ihnen ergangen mit den Übungsaufgaben? Haben Sie beim Protokollieren etwas bemerkt? Haben Sie den Zusammenhang von Stimmung und Ereignissen bei sich beobachten können? Welche Auswirkungen hat die Stimmung auf das Verhalten? Was macht die Stimmung besser, was schlechter? Haben Sie Fragen? Gab es Schwierigkeiten? Möchte jemand sein Protokoll kurz vorstellen?

3.3.2.3 Warum sind angenehme Aktivitäten so wichtig?

Einführung und Austausch (20 min)

Die Ergebnisse der Tageprotokolle können hier herangezogen werden, um möglichst direkt anhand der Erfahrungen der Teilnehmer zu verdeutlichen, dass angenehme Aktivitäten die Stimmung positiv beeinflussen. Es wird hervorgehoben, dass die Patienten über die Aktivität eine wichtige Kontrollmöglichkeit über ihre Stimmung in der Hand haben und es daher wichtig ist, die Anzahl der als angenehm erlebten Tätigkeiten zu erhöhen. Um dies zu schaffen, ist es wichtig, über eine gewisse Auswahl an angenehmen Tätigkeiten zu verfügen. Gemeinsam wird zunächst an der Flipchart gesammelt, welche Aktivitäten oder Tätigkeiten von den Teilnehmern als angenehm empfunden werden.

Wenn den Teilnehmern nichts einfällt, kann nach Tätigkeiten gefragt werden, die früher angenehm waren oder nach potenziell angenehmen Tätigkeiten. Außerdem kann kurz darauf eingegangen werden, warum und seit wann nichts mehr Spaß macht. Dann sollte nochmals das Ziel des Moduls herausgestellt werden und verdeutlicht werden, dass sich dies im Laufe der Zeit nun wieder ändern soll.

Der Gruppenleiter sollte darauf achten, dass gerade körperliche Aktivitäten von den Teilnehmern nicht grundsätzlich negativ bewertet werden und die Teilnehmer sowohl körperliche als auch andere Aktivitäten sammeln. Die Bewegungssteigerung mithilfe der Schrittzähler wird als eine wichtige Aktivität hinzugenommen.

Es wird nochmals betont, dass sich die Steigerung der angenehmen Aktivitäten als sehr wirksam in der Behandlung und vor allem Vorbeugung von depressiven Verstimmungen herausgestellt hat und dadurch auch der Umgang mit dem Diabetes deutlich erleichtert werden kann. Es wird auf einfache Art und Weise vermittelt, dass sich unser Gehirn sehr schnell und gut an Umweltgegebenheiten anpassen kann. Je länger also ein depressives Erleben besteht, umso mehr wird auch ein »depressives Erleben« trainiert und erlernt (im Sinne neuronaler Netze, die bei häufiger Betätigung funktionale Verknüpfungen verstärken). Demnach ist es wichtig, dass das Gehirn neue Impulse, wie z. B. die positiven Aktivitäten erfährt, um wieder anderes, positives Erleben zu erlernen und zu trainieren. Das geht nicht von heute auf morgen, sondern muss durch häufiges und regelmäßiges Üben verstärkt werden. Hier kann das Beispiel von einem ausgetrampelten Pfad beschrieben werden, der immer breiter wird, solange er regelmäßig benutzt wird. Ein neuer Pfad kann nur entstehen, wenn man nicht mehr den alten Pfad benutzt und stattdessen den neuen Weg immer wieder geht.

Pause (10 min)

Die Liste angenehmer Aktivitäten (15 min)

Nachdem die Gruppe gemeinsam einige angenehme Tätigkeiten gesammelt hat, wird zur weiteren Anregung die Liste angenehmer Aktivitäten (Arbeitsblatt 5; ◘ Abb. 3.15) ausgeteilt und ausgefüllt. Wichtig ist, dass die Teilnehmer überlegen, welche Aktivitäten für sie persönlich angenehm sind.

Der Gruppenleiter kann sich vorab schon informieren, welche Aktivitäten konkret in der näheren Umgebung möglich sind, und Angebote für ältere Menschen sammeln (z. B. Caritas, Gemeindezentren, VHS etc.). Diese Angebote können als zusätzliche Tipps an die Gruppenteilnehmer verteilt werden.

Persönliche angenehme Aktivitäten (15 min)

Danach können die Teilnehmer auf dem Arbeitsblatt 6 »Persönliche Liste angenehmer Aktivitäten« (◘ Abb. 3.16) ihre Favoriten zusammenfassen. Dies sollte in Kleingruppen erfolgen. Es ist wichtig, dass dabei auch einfache, alltägliche Aktivitäten, die Freude bereiten (wie z. B. »ein Bad nehmen«) sowie körperliche Aktivitäten in die Liste aufgenommen werden.

Dann wird den Teilnehmern vermittelt, dass eine Aktivität am Tag aus fachlicher Sicht zur Vorbeugung und Behandlung von depressiver Verstimmung sehr wichtig ist. Jeder Teilnehmer sucht sich anschließend für jeden Tag der kommenden Woche eine Aktivität aus, die er in den jeweiligen Tagesprotokollen (Arbeitsblatt 4; ◘ Abb. 3.10) notiert und als Hausaufgabe neben der weiteren Anwendung der Tagesprotokolle durchführt. Dabei wird auch angesprochen, dass es für manche »sehr aktive« Teilnehmer auch wichtig sein kann, mehr regenerative Aktivitäten zur Erholung zu integrieren. Diese Vorbereitung der Tageprotokolle wird in der Kleingruppe durchgeführt.

» z. B. … Sie hatten gerade ja schon viele tolle Ideen und wir haben viele schöne Aktivitäten zusammenbekommen. Als Ergänzung möchte ich Ihnen noch eine Liste gegeben, die auch einige Aktivitäten und Ideen enthält. Diese Liste wurde aus vielen Vorschlägen von Betroffenen zusammengestellt. Ich möchte Sie bitten, sich nun diese Liste einmal durchzulesen und in der linken Spalte anzugeben, wie angenehm Sie die jeweilige Tätigkeit finden. 0 bedeutet unangenehm/neutral, 1 ist eher angenehm und bei 2 ist die Tätigkeit sehr angenehm für Sie [Arbeitsblatt 5].
Nun möchte ich Sie bitten, aus den vielen Ideen, die wir gesammelt haben, für sich nochmals auf einer persönlichen Liste zusammenzufassen, welche Aktivitäten für Sie persönlich gut und angenehm sind und bei denen Sie sich auch vorstellen können, diese einmal auszuprobieren [Arbeitsblatt 6].
Vielleicht brauchen einige von Ihnen mehr anregende, aktivierende Tätigkeiten in Ihrem Alltag, während andere schon sehr aktiv sind und daher für mehr erholsame Aktivitäten sorgen müssen. Überlegen Sie also, zu welcher Gruppe Sie gehören und ob Sie mehr aktivierende oder mehr erholsame Aktivitäten in Ihrem Alltag brauchen.
Sie kennen ja bestimmt die Regel »5-mal am Tag Obst essen ist gesund«, genauso könnte man die Regel formulieren »Einmal am Tag das Haus verlassen, beugt schlechter Stimmung vor«. Daher möchte ich Sie nun bitten, sich für jeden Tag eine der Aktivitäten, die Sie sich notiert haben, auszusuchen und in das entsprechende Tagesprotokoll als kleine Erinnerungshilfe schon einmal zu notieren und diese dann durchzuführen. Es muss sich dabei nicht um große Ausflüge oder zeitaufwendige Unternehmungen handeln. Positive Aktivitäten können auch sein: eine viertel Stunde oder eine halbe Stunde spazieren gehen, ins Kaffee gehen, um den Block laufen, in den Garten gehen, sich einen Blumenstrauß kaufen, in den Supermarkt gehen, eine Zeitschrift durchblättern etc.

3.3.2.4 »Ich kann mich nicht aufraffen …« (10 min)

An dieser Stelle wird darauf hingewiesen, dass man vielleicht auch einmal keine Lust hat, etwas Angenehmes zu tun. Es ist wichtig, den Teilnehmern zu vermitteln, dass es darauf ankommt, sich davon nicht entmutigen zu lassen, sondern Geduld zu haben. Die Teilnehmer dürfen also nicht darauf warten, dass sich zuerst das Gefühl bzw. die Lust auf die Aktivität einstellt, stattdessen muss zuerst die angenehme Aktivität durchgeführt werden, dann ändert sich auch das Gefühl. Es wird darauf hingewiesen, dass Freudlosigkeit und Interessenverlust Merkmale von De-

Arbeitsblatt 6	Die Liste angenehmer Aktivitäten	Seite 1

Liste angenehmer Aktivitäten

Bitte gehen Sie die Liste Tätigkeit für Tätigkeit durch und kreuzen Sie an, wie angenehm Ihnen diese Tätigkeit ist:

0 = unangenehm oder neutral
1 = eher angenehm
2 = sehr angenehm

Tätigkeit	0 = unangenehm oder neutral	1 = eher angenehm	2 = sehr angenehm
1. Zu einer Familienfeier gehen			
2. Ins Café gehen			
3. Spazierengehen			
4. Ein Spiel spielen (z.B. Schach, Mühle, Karten, Halma….)			
5. Kreuzworträtsel lösen			
6. Handarbeiten (z.B. Stricken, nähen,…)			
7.Basteln			
8. Malen, Zeichnen			
9. Sich mit Briefmarken beschäftigen			
10. Sich mit Tieren beschäftigen			
11. Sich mit Fotos und Dias beschäftigen			

Abb. 3.15 Arbeitsblatt 5: Die Liste angenehmer Aktivitäten

Arbeitsblatt 6	Die Liste angenehmer Aktivitäten	Seite 2

Liste angenehmer Aktivitäten

Tätigkeit	0 = unangenehm oder neutral	1 = eher angenehm	2 = sehr angenehm
12. Zu kirchlichen Veranstaltungen gehen			
13. Sich im Freien aufhalten. In der Sonne sitzen			
14. Eine Verabredung treffen			
15. In die Sauna gehen			
16. Einen Stadtbummel machen			
17. Die Natur beobachten (z.B. den Himmel, die Wolken, ein Gewitter, den Sonnenuntergang, Vögel oder Schmetterlinglinge beobachten)			
18. Etwas für seine Gesundheit tun			
19. Fernsehen, Radio hören.			
20. Wandern			
21. Einen Brief oder eine Postkarte schreiben.			
22. Angeln gehen			
23. Lesen (ein Buch, eine Zeitung, eine Zeitschrift)			
24. Entspannungsübungen machen			

Abb. 3.15 (Fortsetzung)

Arbeitsblatt 6	Die Liste angenehmer Aktivitäten	Seite 3

Liste angenehmer Aktivitäten

Tätigkeit	0 = unangenehm oder neutral	1 = eher angenehm	2 = sehr angenehm
25. Musik hören			
26. Singen			
27. Freunde besuchen			
28. In die Kirche gehen, beten			
29. Gut essen, etwas naschen			
30. Ins Grüne fahren			
31. Zeitung oder Zeitschriften lesen			
32. Etwas Gutes trinken			
33. Musik hören			
34. Leute beobachten			
35. Ein Nickerchen machen			
36. Gegenstände reparieren			
37. In eine Bibliothek gehen			
38. Ein Bad nehmen, duschen			

Abb. 3.15 (Fortsetzung)

Arbeitsblatt 6	Die Liste angenehmer Aktivitäten	Seite 4

Liste angenehmer Aktivitäten

Tätigkeit	0 = unangenehm oder neutral	1 = eher angenehm	2 = sehr angenehm
39. Sich pflegen (z.B. eincremen, schminken, rasieren, Haare pflegen).			
40. Bequeme oder elegante Kleidung tragen.			
41. Ein Museum oder eine Ausstellung besuchen			
42. Golf/Minigolf spielen			
43. Küssen, Schmusen			
44. Sich etwas Schönes kaufen (einen Blumenstrauß, eine CD, ein Buch, eine schöne Postkarte,...)			
45. Sich selbst loben.			
46. Ein Bad nehmen			
47. Jemanden anlächeln, jemanden loben			
48. Ins Kino gehen			
49. Jemandem ein Geschenk machen			
50. Tanzen gehen			
51. Mit jemandem ein Schwätzchen halten (z.B. über seine Kinder oder Enkel sprechen).			

Abb. 3.15 (Fortsetzung)

Arbeitsblatt 6	Die Liste angenehmer Aktivitäten	Seite 5

Liste angenehmer Aktivitäten

Tätigkeit	0 = unangenehm oder neutral	1 = eher angenehm	2 = sehr angenehm
52. Gymnastik machen			
53. Jemanden Neues kennen lernen			
54. Mit Freunden oder Bekannten zusammen sein.			
55. Walken, Laufen			
56. Besuch bekommen			
57. Lachen, einen Witz erzählen			
58. Sich einen Wunsch erfüllen			
59. Radfahren			
60. Ein persönliches Problem lösen			
61. Telefonieren			
62. Über frühere, schöne Zeiten sprechen.			
63. Über Leute nachdenken, die man mag			
64. Über Politik/das Zeitgeschehen nachdenken und diskutieren.			

Abb. 3.15 (Fortsetzung)

Arbeitsblatt 6	Die Liste angenehmer Aktivitäten	Seite 6

Liste angenehmer Aktivitäten

Tätigkeit	0 = unangenehm oder neutral	1 = eher angenehm	2 = sehr angenehm
65. Ins Thermalbad gehen			
66. Im Garten arbeiten			
67. Einen Ausflug machen			
68. Zu einer Veranstaltung gehen			
69. In ein Konzert gehen			
70. Sich um Zimmerpflanzen kümmern			

Abb. 3.15 (Fortsetzung)

Arbeitsblatt 7	Persönliche Liste angenehmer Aktivitäten	Seite 1

Persönliche Liste angenehmer Aktivitäten

So geht's:
Auf dieser Liste können Sie Ihre „Favoriten" unter den angenehmen Tätigkeiten eintragen.
Sie können dafür die Liste angenehmer Tätigkeiten zur Hand nehmen und alle Tätigkeiten übertragen, die Sie mit „sehr angenehm" bewertet haben. Bleiben dann noch Plätze frei, können Sie auch Tätigkeiten eintragen, die Sie als „eher angenehm" bewertet haben.
Sie können auch Tätigkeiten eintragen, die in der heutigen Stunde genannt wurden oder die Sie früher schon einmal als angenehm empfunden haben.

1.
2.
3.
4.
5.
6.
7.
8.
9.
10.

Abb. 3.16 Arbeitsblatt 6: Persönliche Liste angenehmer Aktivitäten

pressionen und schlechten Stimmungen sind und man daher auch nicht erwarten kann, dass Dinge, die früher gut taten, auch jetzt am Anfang gleich wieder Freude bereiten.

Auch hier sollte auf die Erfahrungen der Patienten zurückgegriffen werden. (Beispiel: Viele kennen vielleicht die Situation, dass man eigentlich gar keine Lust auf die Familienfeier hatte, dann aber trotzdem mehr aus Pflichtgefühl hingegangen ist und doch einen schönen Abend erlebt hat, oder vielleicht keine Lust hatte, zur Diabetesschulung oder zum Diabetikertag zu gehen oder mal wieder an der Walking-Gruppe teilzunehmen …).

Außerdem wird den Teilnehmern nochmals verdeutlicht, dass durch die Mobilisierung zur Aktivität mithilfe der Schrittzähler zunächst eine rein körperliche Aktivierung erreicht werden soll, die sehr wichtig ist, um depressive Stimmungen vorzubeugen. Nicht zu vergessen natürlich auch die positiven Auswirkungen der Bewegung auf den Blutzucker. Mehr Bewegung wirkt sich aus auf die Verbesserung von Blutdruck, Blutwerten, Insulinwirkung und auf das gesamte Wohlbefinden. Die Energie kehrt zurück, die Verdauung funktioniert besser und die Stimmung wird auch besser. Durch 20 bis 30 Minuten mäßig körperliche Aktivität am Tag, wie z. B. einen Spaziergang und natürlich auch gesunde Ernährung, kann der Diabetes deutlich verbessert werden bzw. die Insulinresistenz reduziert werden.

Die heute erarbeiteten angenehmen Aktivitäten bereichern darüber hinaus den Alltag, ermöglichen Selbstwirksamkeitserfahrungen und möglicherweise die Wiederherstellung angenehmer Sozialkontakte, durch die der Teilnehmer positive Rückmeldung erfahren kann.

3.3.2.5 Übungsaufgaben (5 min)

Als Übungen für zu Hause werden die Schrittzähler wie üblich weiter getragen sowie die Tagesprotokolle weitergeführt. Außerdem wird eine angenehme Aktivität am Tag durchgeführt, um nochmals genau zu beobachten, wie sich die angenehmen Aktivitäten auswirken.

3.3.2.6 Fazit der Stunde, Stundenbewertung und Abschluss (10 min)

Der Leiter fasst die wichtigsten Aspekte der Sitzung zusammen, offene Fragen werden geklärt.

Danach können die Teilnehmer, die möchten, die Stunde bewerten (»Möchte noch jemand etwas sagen?«).

Außerdem wird der Stundenbeurteilungsbogen ausgeteilt. Den Patienten wird erklärt, dass sie nun nach jeder Sitzung in einem kurzen Bogen ihre Zufriedenheit mit dieser Gruppensitzung einschätzen sollen. Es wird den Patienten vermittelt, dass dies sehr wichtig ist, um die Gruppensitzungen kontinuierlich zu verbessern und ihren Bedürfnissen anzupassen.

Auch der Gruppenleiter schätzt die Sitzung anhand des dafür vorgesehenen Beurteilungsbogens ein.

Anschließend erfolgt ein kurzer Ausblick auf die nächste Sitzung (»Alles im Gleichgewicht«), dann werden die Teilnehmer verabschiedet.

3.3.3 3. Sitzung (120 min): »Alles im Gleichgewicht?«

- **Inhalt**
  1. Begrüßung, Rückblick und Ausblick
  2. Besprechung der Übungsaufgaben
     - Steigerung der Bewegung: Jeder Schritt zählt!
     - Tagesprotokolle
  3. Alles im Gleichgewicht?
     - Einführung und Austausch
     - Das Waagemodell
  4. Der Wochenplan
  5. Übungsaufgaben
  6. Fazit, Stundenbewertung und Abschluss
- **Material**
  - Bunte Textmarker
  - Folie 3: Tagesordnung (Abb. 3.17)
  - Folie 4: Beispieltagesprotokoll (Abb. 3.18)
  - Folie 5: Modifiziertes Beispieltagesprotokoll (Abb. 3.20)
  - Abbildung »Das Waagemodell« (Abb. 3.19)
  - Abbildung »Der Wochenplan von Frau Simon – ein Beispiel« (Abb. 3.22)
  - Arbeitsblatt3: Jeder Schritt zählt: Was möchte ich erreichen? (Abb. 3.8)
  - Arbeitsblatt4: Das Tagesprotokoll (Abb. 3.10)
  - Arbeitsblatt7: Der Wochenplan (Abb. 3.21)

3.3.3.1 Begrüßung, Rückblick und Ausblick (10 min)

Zu Beginn werden alle Teilnehmer begrüßt und ggf. wird auf fehlende Teilnehmer eingegangen. Danach wird die letzte Stunde kurz rekapituliert und das Programm der heutigen Sitzung anhand der Tagesordnung (Folie 3; Abb. 3.17) vorgestellt.

» z. B. … Ich begrüße Sie ganz herzlich zu unserer dritten Sitzung zum Thema »Immer im Gleichgewicht«. Das ist ja schön, dass wir heute vollzählig sind.
In der letzten Stunde haben wir besprochen, warum angenehme Aktivitäten so wichtig sind und dann gemeinsam Aktivitäten gesammelt, wie z. B. sich einen Krimi ansehen, ein Bad nehmen, an einer Familienfeier teilnehmen, Fotos ansehen, ins Thermalbad gehen, etc.

Folie 3	Tagesordnung	Seite 1

Aktivität und Stimmung – Aktiv zum Ziel

3. Sitzung:

Alles im Gleichgewicht?

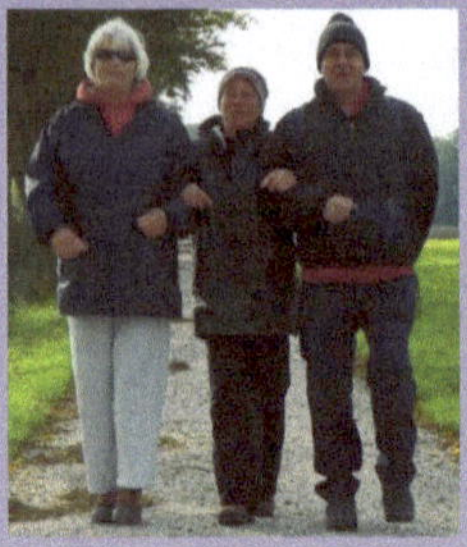

1. Begrüßung, Rückblick und Ausblick
2. Besprechung der Übungsaufgaben
   2.1 Steigerung der Bewegung: Jeder Schritt zählt!
   2.2 Tagesprotokolle
3. Alles im Gleichgewicht?
   3.1 Einführung und Austausch
   3.2 Das Waagemodell
4. Der Wochenplan
5. Übungsaufgaben
6. Fazit, Stundenbewertung und Abschluss

Abb. 3.17 Folie 3: Tagesordnung

[Tagesordnung an der Flipchart oder als Folie präsentieren] Heute werden wir uns, wie immer, erst einmal mit den Übungen für zu Hause beschäftigen. Wir schauen also, wie Sie weiter mit der Steigerung der Bewegung mithilfe der Schrittzähler zurechtgekommen sind und welche Erfahrungen mit den Tagesplänen gemacht wurden. Ich bin schon ganz gespannt, welche Aktivitäten Sie durchgeführt haben. Dann werden wir uns damit beschäftigen, welche Probleme beim Umsetzen der Aktivitäten eine Rolle spielen könnten. Vielleicht haben Sie da ja jetzt auch schon einige Erfahrungen gesammelt.

3.3.3.2 Besprechen der Übungsaufgaben (20 min)

Steigerung der Bewegung: Jeder Schritt zählt!

Wie üblich wird mit der Bewegungssteigerung und den Schrittzählern begonnen, der aktuelle Stand sowie Probleme besprochen. Hierzu kann das Arbeitsblatt 3 »Jeder Schritt zählt: Was möchte ich erreichen?« (Abb. 3.8) herangezogen werden.

Tagesprotokolle

Dann werden die Tagesprotokolle (Arbeitsblatt 4; Abb. 3.10) ausgewertet bzw. die Erfahrungen mit den angenehmen Aktivitäten erfragt. Es wird auch besprochen, welche Aktivitäten im Einzelnen durchgeführt wurden. Dabei wird schon darauf geachtet, wo zu viele Pflichten erwähnt werden. Diese Beispiele aus dem Teilnehmerkreis sollen im folgenden Abschnitt aufgegriffen werden. Andere Probleme können notiert werden, wobei dabei aber auf die nächste Stunde verwiesen wird.

Beim Besprechen der Übungsaufgaben sollen die Teilnehmer verstärkt werden. Auch wird betont, dass das Probieren und der eigene Einsatz wichtig sind und sich später auszahlen werden. Auch wenn jemand nicht alle Übungsaufgaben in vollem Umfang erledigen kann, ist das verständlich, denn jeder hat sein eigenes Lerntempo. Wichtig ist, immer zu kommen, mitzuarbeiten, so viel zu üben, wie man kann, und dran zu bleiben.

» z. B. … Wie hat das mit den Tagesprotokollen geklappt? Was haben Sie herausgefunden? Welche Aktivitäten haben Sie sich ausgesucht? Wo gab es Probleme?

3.3.3.3 Alles im Gleichgewicht? (20 min)

In der heutigen Sitzung wird die Problematik »Zu viele Pflichten« besprochen. In der nächsten Sitzung werden die anderen Probleme unter dem Thema »Hindernisse erkennen und überwinden?« aufgegriffen.

Einführung und Austausch: Zu viele Pflichten? (»Was mache ich mit den Dingen, die ich erledigen muss oder die mich sogar belasten?)

Ein vorgegebenes Beispieltagesprotokoll (Folie 4; Abb. 3.18) oder auch das Tagesprotokoll eines Teilnehmers wird aufgelegt. Die Teilnehmer werden gebeten, das Protokoll anzusehen und zu überlegen, warum an manchen Stellen die Stimmung etwas schlechter ist. Es wird erarbeitet, dass zu viele Pflichten und anstrengende Tätigkeiten hintereinander stattfanden und keine angenehmen Aktivitäten dabei waren. Gemeinsam werden die Auswirkungen von zu vielen Pflichten bzw. anstrengenden Tätigkeiten gesammelt.

Evtl. könnte auch die Grundeinstellung »Wer nicht arbeitet, ist nichts wert« dahinter stehen. Das Problem wird auf das Modul »Behandlung von Kognitionen« verschoben und dort aufgegriffen.

» z. B. … Sehen wir uns dazu vielleicht einmal den Nachmittag in diesem Tagesprotokoll genauer an. Haben Sie eine Idee, warum die Stimmung dieser Person so mäßig ist? Wenn Sie sich das Tagesprotokoll genauer ansehen, dann bemerken Sie vielleicht, dass der Nachmittag voll mit anstrengenden Dingen ist, wie z. B. Gespräche mit der Tochter über deren Probleme oder der Lebensmitteleinkauf. Angenehme Tätigkeiten kommen gar nicht vor. Das ist der Grund, warum sich die Stimmung der Patientin so verschlechtert hatte. Welche Erfahrungen haben Sie denn mit zu vielen Pflichten gemacht? Was sind die Folgen?

Pause (10 min)

Das Waagemodell (25 min)

Anhand der Abbildung der kleinen Waage (Abb. 3.19) wird mit den Teilnehmern anschaulich das Ziel besprochen, belastende Dinge und Angenehmes in Balance zu bringen und zu halten. Danach wird ein modifiziertes Beispieltagesprotokoll (Folie 5; Abb. 3.20) aufgelegt, das neben den anstrengenden Tätigkeiten auch angenehme Aktivitäten enthält. Gemeinsam wird dann erarbeitet, wie angenehme Aktivitäten vermehrt und regelmäßig stattfinden können.

Die Patienten sollen hier auch ein Gefühl für Zeit bekommen und für sich eine bessere Tageseinteilung finden. Mögliche Strategien können sein: einen Tagesplan machen, Aufgaben abgeben, jemanden um Hilfe bitten, sich einen Wecker stellen, Ansprüche reduzieren etc.

Danach sehen die Teilnehmer ihre eigenen Tagesprotokolle durch, um zu überlegen, wo vielleicht zu viel Pflichten sind und an welchen Stellen angenehme Aktivitäten eingeplant werden sollten. Dies kann auch als Kleingruppenarbeit erfolgen.

Folie 4	Beispieltagesprotokoll	Seite 1

Was mache ich mit den Dingen, die ich erledigen muss oder die mich sogar belasten?

Sicherlich können Sie sich nicht den ganzen Tag mit angenehmen Tätigkeiten beschäftigen. Auch unangenehme Dinge müssen erledigt werden. Und vielleicht erleben Sie einige davon als belastend. Dies kann dann manchmal so aussehen, wie das unten stehende Tagesprotokoll von Frau Simon. Was fällt Ihnen auf?

Tagesprotokoll vom: 26.04.

Uhrzeit	Was habe ich heute getan?	Stimmung
....	...	...
12 – 13	Mittagessen	3
13 – 14	Aufräumen	4
14 – 15	Lebensmittel einkaufen	4
15 – 16	Gespräch mit Tochter über Schwierigkeiten mit Enkeln	5
16 – 17	Nachbarin erzählt von ihrer Erkrankung und ihren Sorgen	4
17 – 18	Abendessen	4
....	...	

Abb. 3.18 Folie 4: Beispieltagesprotokoll

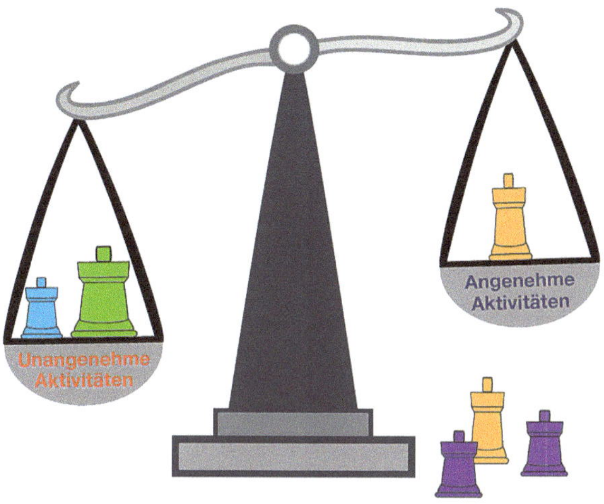

Abb. 3.19 Das Waagemodell

» z. B. … Viele Dinge sind wichtig und müssen erledigt werden. Sie sind jedoch oft nicht gerade angenehm oder manchmal sogar belastend. Die Folgen für die Stimmung möchte ich Ihnen anhand dieser kleinen Waage zeigen.
Sie sehen, wenn man mehr Gewichte in die »Pflichtschale« legen würde, bewegt sich die Schale nach unten und das passiert dann auch mit der Stimmung, die geht dann in den Keller.
Wenn wir nun mehr Gewichte in die Schale für »Angenehmes« legen würden, würde die Waage dann wieder mehr ins Gleichgewicht kommen und damit würde sich auch Ihre Stimmung etwas verbessern. Auch einige anstrengende Dinge während des Tages können dann ihre Stimmung nicht hinunterdrücken. Haben Sie eine Idee, wie man das mit dem Gleichgewicht im Alltag hinbekommen kann?
Folgendes ist also sehr wichtig: Zwischen den Dingen, die Sie während des Tages erledigen müssen, sollten Sie sich immer wieder angenehme oder entspannende Tätigkeiten vornehmen (z. B. aus Ihrer persönlichen Aktivitätenliste). Damit können Sie erreichen, dass Ihre Stimmung auch bei Anstrengung und belastenden Ereignissen gut bleibt und die Waage nicht so sehr aus dem Gleichgewicht gerät.
Wie das aussehen kann, sehen Sie an diesem Tagesprotokoll. Was ist hier anders?
Vielleicht schauen Sie einmal selbst Ihre Tagesprotokolle durch, ob Sie vielleicht manchmal mehrere Pflichten hintereinander eingetragen haben. Dafür bitte ich Sie, sich zu zweit zusammenzusetzen. Jeder schaut sich das eigene oder, wenn Sie möchten, auch das des Nachbarn an und gemeinsam überlegen Sie, an welcher Stelle und welche Aktivitäten für ein besseres Gleichgewicht eingeplant werden könnten.

3.3.3.4 Wochenplan: Einplanung von Pflichten und angenehmen Aktivitäten (30 min)

Für die folgende Übung wird nun das Arbeitsblatt 7 (Abb. 3.21) mit dem Wochenplan im Begleitbuch verwendet. Die Teilnehmer werden instruiert, für die kommende Woche alle anstehenden Pflichten (z. B. Waschtag, Arztbesuche, Putztag, Einkäufe etc.) mit genauer Uhrzeit einzutragen. Dies kann in Zweiergruppen erfolgen, damit sich die Teilnehmer gegenseitig beim Ausfüllen des Wochenplans helfen können. Pflichten bzw. angenehme Aktivitäten können jeweils in einer bestimmten Farbe markiert werden. Hierfür werden ausreichend bunte Textmarker ausgeteilt.

Der Leiter erklärt nochmals, dass zwischen den Pflichten genügend Zeit für angenehme Tätigkeiten sein sollte.

Die angenehmen Tätigkeiten werden nun ebenfalls mit genauer Uhrzeit eingeplant und mit einer anderen Farbe markiert.

Der Beispielwochenplan (Abb. 3.22) kann vor der Kleingruppenarbeit aufgelegt und besprochen werden, um das Vorgehen den Teilnehmern zu veranschaulichen.

Wenn nicht die gesamte Woche in der Sitzung eingeteilt werden kann, so sollten doch mindestens zwei Tage fertig geplant werden. Es ist zu beachten, dass es depressiven Menschen meist schwer fällt, den Tag zu planen.

Bei der Kleingruppenarbeit geht der Leiter daher von Gruppe zu Gruppe und achtet auf Fragen und Probleme. Auch hierbei ist es wichtig, viel zu loben und zu verstärken.

Später kann in der Gruppe besprochen werden, ob denn alle Pflichten notwendig sind und welche Möglichkeiten es denn gibt, um Pflichten zu reduzieren. Dieser Punkt kann evtl. auch auf Sitzung 4 verschoben werden.

» z. B. … Wir haben uns ja vorher schon überlegt, dass es wichtig ist, die angenehmen Aktivitäten konkret einzuplanen. Dafür gibt es eine Hilfe, den Wochenplan [auf die entsprechende Seite im Patientenbegleitbuch verweisen]. Hier sehen Sie einen Wochenplan für die nächste Woche.
Sie sollen nun in diesen Wochenplan alle Pflichten, die Ihnen jetzt einfallen, eintragen und mit einer Farbe markieren. Also Putztag, Waschtag, Arztbesuche, Einkäufe, Kochen, Abwaschen, Krankengymnastik usw.
Sie können dies gleich in Zweiergruppen tun. So können Sie sich gegenseitig unterstützen.
Denken Sie dabei immer an unsere Waage. Es ist wichtig, dass Sie zwischen all Ihren Pflichten ausreichend Zeit für angenehmen Tätigkeiten und Aktivitäten lassen, damit die Stimmung nicht in den Keller geht.
Mit dem Wochenplan können Sie nun auch einmal ganz bewusst die angenehmen Dinge mit einplanen.
Bevor Sie ans Werk gehen, zeige ich Ihnen ein Beispiel für einen solchen Wochenplan, der die Pflichten aber auch die angenehmen Dinge mit berücksichtigt.
Gibt es noch Fragen?

Folie 5	Modifiziertes Beispieltagesprotokoll	Seite 1

Wie hat es Frau Simon geschafft, dass sich ihre Stimmung am nächsten Nachmittag nicht so sehr verschlechterte?

Für den nächsten Nachmittag hat sich Frau Simon vorgenommen, zwischendrin immer wieder angenehme Tätigkeiten einzuplanen. Ihr Tagesprotokoll sah daraufhin so aus:

Tagesprotokoll vom: 27.04.

Uhrzeit	Was habe ich heute getan?	Stimmung
....	...	...
12 – 13	Mittagessen	3
13 – 14	Radio hören und einen Kaffee trinken	2
14 – 15	Termin beim Diabetologen	4
15 – 16	Spaziergang	2
16 – 17	Nachbarin erzählt wieder von ihren Sorgen	3
17 – 18	Abendessen	2
....	...	

Abb. 3.20 Folie 5: Modifiziertes Beispieltagesprotokoll

Arbeitsblatt 8	Der Wochenplan	Seite 1

Wochenprotokoll

So geht's:

Sie sehen hier einen leeren Wochenplan im verkleinerten Format.

Wie in der Sitzung besprochen, können Sie diesen Wochenplan nutzen, um Ihre Woche gezielt zu planen. Berücksichtigen Sie dabei alle unangenehmen Pflichten (Termine, Haushaltstätigkeiten sowie alle sonstigen anstrengenden Arbeiten und Tätigkeiten) und versuchen Sie dazwischen angenehme Aktivitäten (körper-iche und andere Aktivitäten) einzuplanen.

Für eine bessere Übersicht können Sie Ihre unangenehmen Aktivitäten rot markieren und die angenehmen Aktivitäten grün.

Uhrzeit	Montag	Dienstag	Mittwoch	Donnerstag	Freitag	Samstag	Sonntag
8 - 9							
9 - 10							
10 - 11							
11 - 12							
12 - 13							
13 - 14							
14 - 15							
15 - 16							
16 - 17							
17 - 18							
18 - 19							
19 - 20							

Den Wochenplan in Orginalgröße finden sie auf der folgenden Seite.

Abb. 3.21 Arbeitsblatt 7: Der Wochenplan

Uhrzeit	Montag	Dienstag	Mittwoch
8 - 9	Frühstück	Frühstück	Frühstück
9 - 10	Einkaufen	Arztbesuch	Mit K. ins Thermalbad fahren
10 - 11	Zeitung lesen	Kaffee trinken bei Freundin	
11 - 12	Aufräumen	Einkaufsbummel	
12 - 13	Kochen	Kochen	Kochen
13 - 14	Mittagessen	Mittagessen	Mittagessen
14 - 15	Spülen	Spülen	Lesen
15 - 16	Tochter anrufen	Zeitung lesen	Spülen
16 - 17	Spaziergang	Staub wischen	Besuch von der Nachbarin
17 - 18	Fernsehen	Musik hören	Treppe putzen
18 - 19	Abendessen	Baden	Abendessen
19 - 20	Fernsehen	Abendessen	Karten spielen

Abb. 3.22 Der Wochenplan von Frau Simon – ein Beispiel

3.3.3.5 Übungsaufgaben

Die Teilnehmer verfolgen wie üblich die Ziele bezüglich der Schrittzähler weiter und führen in der nächsten Woche den Wochenplan. Dabei ist es wichtig, sich möglichst an die Planung zu halten. Den Teilnehmern soll auch vermittelt werden, dass der Plan durchaus Flexibilität zulässt. Wenn eine angenehme Tätigkeit aus bestimmten Gründen nicht möglich ist, kann diese durch eine andere ersetzt werden. Das Ziel ist, Pflichten und angenehme Aktivitäten insgesamt im Gleichgewicht zu halten. Hierbei kann nochmals an die Waage erinnert werden.

3.3.3.6 Fazit, Stundenbewertung und Abschluss

Die Hauptaussage der Sitzung (Gleichgewicht zwischen Pflichten und angenehmen Aktivitäten stabilisiert und verbessert die Stimmung) sowie das Waagemodell werden nochmals in Erinnerung gerufen und betont, wie wichtig eine gezielte Planung ist. Diese kostet zwar Zeit, führt aber auf Dauer zu einer besseren Stimmung und Lebensqualität, da man sich nach den Pflichten auf etwas freuen und sich erholen kann.

Wie immer werden dann die Teilnehmer motiviert, die Sitzung kurz zu bewerten und danach den Stundenbewertungsbogen auszufüllen. Auch der Gruppenleiter bewertet die Stunde auf dem dafür vorgesehenen Bogen.

Zum Abschluss wird ein kurzer Ausblick auf die nächste Sitzung gegeben (»Hindernisse erkennen und überwinden«), dann werden die Teilnehmer für ihr Engagement und ihre Mitarbeit verstärkt und verabschiedet.

3.3.4 4. Sitzung (120 min): »Hindernisse erkennen und überwinden«

- **Inhalt**
  1. Begrüßung, Rückblick und Ausblick
  2. Besprechung der Übungsaufgaben
     - Steigerung der Bewegung: Jeder Schritt zählt!
     - Wochenpläne
  3. Hindernisse erkennen und überwinden
     - Hindernisse erkennen
     - Hindernisse überwinden
  4. Weiterführen der Wochenpläne
  5. Übungsaufgaben
  6. Fazit, Bewertung des Moduls und Abschluss
- **Material**
  - Folie 6: Tagesordnung (Abb. 3.23)
  - Arbeitsblatt 3: »Jeder Schritt zählt: Was möchte ich erreichen?« (Abb. 3.8)
  - Arbeitsblatt 7: Wochenplan (Abb. 3.21)
  - Arbeitsblatt 8: Hindernisse erkennen (Abb. 3.24)
  - Arbeitsblatt 9: Hindernisse überwinden (Abb. 3.25)
  - Arbeitsblatt 10: Was nehme ich mit? (Abb. 3.26)
  - Beurteilungsbögen 1, 2, 3 (Abb. 3.11, Abb. 3.12, Abb. 3.13)

3.3.4.1 Begrüßung, Rückblick und Ausblick (10 min)

Wie immer werden die Teilnehmer begrüßt, wobei fehlende Teilnehmer erwähnt werden. Die Patienten werden für ihre regelmäßige Teilnahme gelobt, ihre Bemühungen werden anerkannt. Darauf folgt ein kurzer Rückblick auf die bisherigen Sitzungen des Moduls und anhand der Tagesordnung (Folie 6; ◘ Abb. 3.23) ein Ausblick auf die heutige Sitzung. Dabei kann das bisher verwendete Material zur Erinnerung kurz als Folie aufgelegt werden.

» z. B. … Ich begrüße Sie zu unserer letzten Sitzung des Themenblocks »Aktivität und Stimmung – Aktiv zum Ziel« und freue mich, dass Sie alle wieder mit dabei sind und bereits so guten Kontakt zueinander gefunden haben.
Wir haben uns in den letzten drei Sitzungen sehr intensiv mit dem Zusammenhang zwischen Handeln bzw. Aktivitäten und Stimmung auseinandergesetzt. Sie konnten mit den Tagesprotokollen selbst bei sich beobachten, dass angenehme Aktivitäten zu einer besseren Stimmung und Pflichten oder Passivität zu einer schlechteren Stimmung führen. Dann haben wir gemeinsam geschaut, wie Sie diesen wichtigen Zusammenhang für sich nutzen können.
Dafür haben wir erst einmal eine Menge angenehmer Aktivitäten gesammelt. Sie hatten dabei viele gute Ideen und konnten sich gegenseitig gute Anregungen geben. In der letzten Sitzung ging es darum, wie man Pflichten und angenehme Aktivitäten unter einen Hut bringen kann. Erinnern Sie sich an unsere kleine Waage? Wenn die »Pflichtenwaagschale« zu voll wird, geht die Stimmung nach unten. Daher ist es wichtig, einen Ausgleich zu schaffen, indem man angenehme Dinge und Tätigkeiten bzw. Erholungspausen ganz bewusst zwischen den Pflichten einplant. Um das mit dem Planen besser hinzukriegen, haben wir letztes Mal einen Wochenplan vorbereitet, den Sie nun über eine Woche führen konnten. Ich bin schon ganz gespannt, welche Erfahrungen Sie damit gemacht haben.
Heute werden wir uns am Anfang wieder mit den Übungsaufgaben für zu Hause beschäftigen und dann haben wir Zeit, Ihre bisherigen Erfahrungen mit dem »Aktiv werden« und »Im Gleichgewicht bleiben« zu besprechen und Probleme und Hindernisse dabei zu klären.

3.3.4.2 Besprechung der Übungsaufgaben (30 min)

Wie immer werden zuerst die Schrittzähler besprochen, dann die Wochenprotokolle. Die Erfahrungen der Teilnehmer werden wertschätzend aufgenommen, Fragen und Probleme geklärt.

Steigerung der Bewegung: Jeder Schritt zählt! (15 min)

Da heute die letzte Sitzung des Moduls ist, wird die Bewegungssteigerung mithilfe der Schrittzähler etwas ausführlicher behandelt. Zunächst werden aktuelle Erfahrungen und Probleme besprochen. Dann wird für jeden Teilnehmer anhand des Arbeitsblattes 3 »Jeder Schritt zählt: Was möchte ich erreichen?« (◘ Abb. 3.8) aus Sitzung 1 überlegt, wie die kurz- und mittelfristigen Ziele angepasst werden sollen. Es wird geklärt, ob die Etappenziele gesteigert, beibehalten oder gesenkt werden müssen. Dies kann auch in Kleingruppen erfolgen. Der Gruppenleiter geht dann von Gruppe zu Gruppe und achtet darauf, dass jeder Teilnehmer passende Ziele erarbeitet. Dabei wird vermittelt, dass ein Senken der Ziele kein Versagen bedeutet, sondern ein normaler Prozess ist, in dem man sein eigenes Lerntempo finden muss. Wichtig ist allein, dabei zu bleiben, die Schrittzähler regelmäßig anzuwenden und langsam in seinem eigenen Tempo, die Aktivität zu steigern. Jedes Bemühen wird gelobt.

Wochenpläne (15 min)

Nun werden die Wochenpläne (Arbeitsblatt 7; ◘ Abb. 3.21) hervorgeholt und Erfahrungen, Probleme und Fragen der Teilnehmer besprochen. Dies kann auch in Zweiergruppen erfolgen. Das Ziel ist, die Teilnehmer zu einer weiteren Anwendung des Wochenplans zu motivieren. Die Problemliste der letzten Stunde wird hervorgeholt und vervollständigt. Welche Auswirkungen hatten die eingeplanten angenehmen Aktivitäten auf die Stimmung?

» z. B. … Wie hat das mit dem Gleichgewicht von Pflichten und angenehmen Dingen geklappt? Wie sah Ihre Waage aus? Wo gab es Schwierigkeiten? Wie haben Sie den Tag aufgeteilt? Wie haben Sie Ihre Pausen gestaltet? Haben Sie Auswirkungen auf Ihre Stimmung beobachtet? Gibt es eine Aktivität, die Sie besonders entspannt oder nach der Sie sich besonders gestärkt fühlen?
Sie haben jetzt schon einige Erfahrungen mit dem Wochenplan gemacht. Gerade am Anfang dauert es etwas, bis man das mit der Planung gut hinbekommt. Gibt es denn nun etwas, das Sie nun aufgrund Ihrer Erfahrungen, in einem neuen Wochenplan für die nächste Woche berücksichtigen oder verändern müssten?

Pause (10 min)

Folie 6	Tagesordnung	Seite 1

Aktivität und Stimmung – Aktiv zum Ziel

4. Sitzung:

Hindernisse erkennen und überwinden

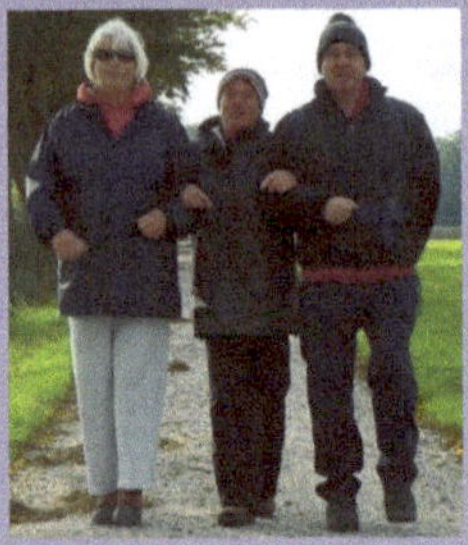

1. Begrüßung, Rückblick und Ausblick
2. Besprechung der Übungsaufgaben
   - 2.1 Steigerung der Bewegung: Jeder Schritt zählt!
   - 2.2 Wochenpläne
3. Hindernisse erkennen und überwinden
   - 3.1 Hindernisse erkennen
   - 3.2 Hindernisse überwinden
4. Weiterführen der Wochenpläne
5. Übungsaufgaben
6. Fazit, Bewertung des Moduls und Abschluss

Abb. 3.23 Folie 6: Tagesordnung

3.3.4.3 Hindernisse erkennen und überwinden (30 min)

Hindernisse erkennen

Mit den Teilnehmern wird erarbeitet, auf welche Hindernisse sie beim Aktivitätenaufbau bzw. bei den Schrittzählern bisher gestoßen sind bzw. was/wer sie davon abgehalten hat, ihre Pläne zu verwirklichen. Es werden innere Hindernisse gesammelt, wie z. B. eine niedergeschlagene Stimmung, Heißhungergefühl, »Ist jetzt auch egal«-Gedanke, keine Lust. Außerdem werden äußere Hindernisse, z. B. Partner mit anderen Ernährungs- oder Bewegungsgewohnheiten, organisatorischer oder finanzieller Aufwand etc. thematisiert.

Hindernisse überwinden

Die Teilnehmer besprechen im Plenum, welche Strategien hilfreich sein können, und werden angeregt, eigene Erfahrungen zu berichten. An dieser Stelle kann der Baustein Problemlösen eingesetzt werden.

Beispiele: sich zum Spazierengehen verabreden, sich seine Ziele ins Gedächtnis rufen, Prioritäten setzen (der Termin zum Sonntagsspaziergang ist genauso wichtig wie der Arzttermin) etc.

Danach werden anhand des Arbeitsblattes 8 »Hindernisse erkennen« (◘ Abb. 3.24) die persönlichen Hindernisse (»Was könnte mich daran hindern, aktiver zu werden?«) erarbeitet und mithilfe des Arbeitsblattes 9 »Hindernisse überwinden« (◘ Abb. 3.25) Strategien, im Sinne von »Was könnte ich tun, um dieses Hindernis zu überwinden?«, schriftlich festgehalten. Dies kann in Kleingruppenarbeit geschehen.

3.3.4.4 Weiterführen des Wochenplans (15 min)

Jeder Teilnehmer macht nun einen Wochenplan (Arbeitsblatt 7; ◘ Abb. 3.21) für die nächste Woche unter Berücksichtigung der Ergebnisse. Danach können die Wochenpläne in Zweiergruppen ausgetauscht werden, um gegenseitig nochmals zu überlegen, ob ausreichend angenehme Aktivitäten eingeplant wurden bzw. an welchen Stellen weitere angenehme Dinge eingeplant werden könnten. Dabei aufgetretene Probleme oder Fragen werden im Anschluss in der Großgruppe geklärt.

3.3.4.5 Übungsaufgaben (5 min)

Die Teilnehmer werden motiviert, die Schrittzähler weiter zu verwenden. Obwohl ein neues Modul anfängt, sollen die Wochenpläne selbstständig in den nächsten Wochen weitergeführt werden. Es ist wichtig, dass die Teilnehmer weiterhin darauf achten, regelmäßig angenehme Aktivitäten einzuplanen und den Tag zu strukturieren, um sich von den Pflichten zu erholen und einen Ausgleich zu schaffen.

3.3.4.6 Bilanz (15 min)

Danach folgt eine allgemeine Bilanz über die Inhalte des Aktivitätenaufbaus. Hierfür werden alle verwendeten Techniken nochmals an der Flipchart gesammelt. Was wurde erreicht? Hat sich etwas verändert? Was war wichtig? Was war nicht so gut? Was nehmen die Teilnehmer mit?

Anhand der Frage »Wie möchte ich mit den angenehmen Aktivitäten weiterarbeiten?« überlegen die Teilnehmer, wie und welche der angenehmen Aktivitäten weiter durchgeführt werden sollen. Dies wird anhand des Arbeitsblattes 10 »Was nehme ich mit?« (◘ Abb. 3.26) festgelegt und genau geplant (Was, wann, wo, wie oft …?). Für die nächste Woche werden die Aktivitäten im Wochenplan festgehalten (◘ Abb. 3.27).

Dabei ist es wichtig, auf Fragen und Probleme einzugehen bzw. Versuche und Fortschritte zu verstärken, um die Teilnehmer dazu zu motivieren, die Techniken auch weiterhin anzuwenden.

3.3.4.7 Fazit und Abschluss (5 min)

Nochmals wird ein kurzer Rückblick gegeben, dann erfolgt ein Ausblick auf die anschließenden Module. Im Folgenden haben die Teilnehmer und der Gruppenleiter Gelegenheit, die Stunde mit dem Bewertungsbogen zu beurteilen. Am Ende werden alle Teilnehmer verabschiedet und nochmals für ihr Engagement verstärkt.

Arbeitsblatt 8	Hindernisse erkennen	Seite 1

Hindernisse erkennen

So geht's:
Bitte notieren Sie alle Hindernisse bei der Umsetzung Ihrer Ziele, z.B. der angenehmen Aktivitäten oder der Steigerung der Bewegung.
Sie können die Hindernisse unterteilen in innere und äußere Hindernisse.
Innere Hindernisse sind z.B. :
niedergeschlagene Stimmung, Heißhunger-Gefühl, Lustlosigkeit ect.
Äußere Hindernisse sind z.B. :
der Partner mit anderen Bewegungsgewohnheiten, schlechtes Wetter, organisatorischer und finanzieller Aufwand etc.

Innere Hindernisse

Äußere Hindernisse

Abb. 3.24 Arbeitsblatt 8: Hindernisse erkennen

Arbeitsblatt 9	Hindernisse überwinden	Seite 1

Hindernisse überwinden

Hier können Sie hilfreiche Strategien notieren, um Ihre Hindernisse zu überwinden.

Hindernisse	Strategie
1.	
2.	
3.	
4.	
5.	
6.	
7.	
8.	
9.	
10.	
11.	
12.	

Abb. 3.25 Arbeitsblatt 9: Hindernisse überwinden

Arbeitsblatt 11	Was nehme ich mit?	Seite 1

So geht's:
Bitte denken Sie nochmals an die verschiedenen Strategien, die Sie in den letzten vier Sitzungen kennen gelernt haben.
Hier können Sie alles notieren, was Sie als besonders hilfreich erlebt haben und sich überlegen, wie Sie die erlernten Strategien weiter anwenden und üben möchten.

1. Welche der vorgestellten Techniken möchte ich weiter anwenden?

2. Wie oft möchte ich diese Techniken anwenden und üben? Wann nehme ich mir in der nächsten Woche dafür Zeit?

Technik	Wie oft?	Wann?

3. Worauf sollte ich außerdem noch achten?

Abb. 3.26 Arbeitsblatt 10: Was nehme ich mit?

Arbeitsblatt 10	Wochenplan	Seite 1

„AKTIV ZUM ZIEL" - Arbeitsblatt 5 Wochenplan:

Uhrzeit	Montag	Dienstag	Mittwoch	Donnerstag	Freitag	Samstag	Sonntag
8 - 9							
9 - 10							
10 - 11							
11 - 12							
12 - 13							
13 - 14							
14 - 15							
15 - 16							
16 - 17							
17 - 18							
18 - 19							
19 - 20							

Abb. 3.27 Arbeitsblatt 11: Wochenplan

3.4 Modul Kognitionen: »Gedanken, Bewertung und Wohlbefinden«

- **Ziele**
  - Weiterverfolgung der Ziele bezüglich der Bewegungssteigerung
  - Erkennen des Zusammenhanges zwischen Denken und Fühlen
  - Automatische Gedanken erkennen
  - Automatische Gedanken kontrollieren und beeinflussen
  - Üben von Gedankenkontrolltechniken
    - Einführung des Gedankenprotokolls
    - Erarbeiten alternativer Gedanken
    - Gedankenkontrolltechniken: Einüben positiver Gedanken, Selbstinstruktionstraining
- **Übersicht**
  - 1. Sitzung: »Wie hängen Denken und Fühlen miteinander zusammen?«
  - 2. Sitzung: »Mit den negativen Gedanken umgehen lernen«
  - 3. Sitzung: »Negative Gedanken erkennen, angemessene Gedanken finden«
  - 4. Sitzung: »Mehr positive und angemessene Gedanken«

3.4.1 1. Sitzung (120 min): »Wie hängen Denken und Fühlen miteinander zusammen?«

- **Inhalt**
  1. Begrüßung und Ausblick
  2. Steigerung der Bewegung: Jeder Schritt zählt!
  3. Einführung: Wie beeinflussen sich Denken und Fühlen?
     - Geschichte »Arzttermin«
     - Eigene negative und positive Gedanken finden
  4. Übungsaufgaben
  5. Fazit, Stundenbewertung und Abschluss
- **Material**
  - Folie 1: Tagesordnung
  - Abbildung »Das Depressionsdreieck« (■ Abb. 3.9)
  - Abbildung »Das Depressionsdreieck – ein positives Beispiel« (■ Abb. 3.30)
  - Arbeitsblatt 2: Wie kann ich meine tägliche Schrittzahl steigern? (■ Abb. 3.6)
  - Arbeitsblatt 3: Jeder Schritt zählt: Was möchte ich erreichen? (■ Abb. 3.8)
  - Arbeitsblatt 12: Meine typischen negativen Gedanken und meine aufbauenden Gedanken (■ Abb. 3.31)
  - Beurteilungsbögen 1, 2, 3 (■ Abb. 3.11, ■ Abb. 3.12, ■ Abb. 3.13)

3.4.1.1 Begrüßung und Ausblick (10 min)

Kurze Begrüßung der Teilnehmer. Dabei ist es wichtig, die regelmäßige Teilnahme zu loben. Auch sollte kurz auf fehlende Teilnehmer eingegangen werden bzw. Teilnehmer, die z. B. nach Erkrankung wieder dabei sind, begrüßt werden. Außerdem werden Neueinsteiger mit Namen begrüßt bzw. stellen sich dann alle kurz mit Namen vor. Dabei sollte darauf hingewiesen werden, dass die Teilnehmer sich gegenseitig in der Pause genauer kennenlernen können. Dann folgt ein kurzer Überblick über die Sitzung anhand der Tagesordnung (Folie 1; ■ Abb. 3.28).

» z. B. … Ich begrüße Sie ganz herzlich zur ersten Sitzung zum Thema »Gedanken, Bewertung und Wohlbefinden« und freue mich sehr, dass Sie so zahlreich erschienen sind. Schön, dass auch Herr X wieder mit dabei ist. Außerdem möchte ich Frau Y und Herrn Z hier in der Gruppe willkommen heißen. Es freut mich sehr, dass auch Sie nun mit dabei sind. Es wäre schön, wenn sich alle Teilnehmer kurz vorstellen könnten. In der Pause ist dann etwas mehr Zeit, um die anderen Teilnehmer näher kennenzulernen. Bevor wir in das neue Thema einsteigen, werden wir am Anfang gemeinsam besprechen, wie Sie mit den Schrittzählern zurechtkommen und welche Ziele Sie sich für das kommende Modul für die Schrittzähler setzen möchten. Außerdem haben wir genug Zeit, um Fragen und evtl. Sorgen bezüglich der Schrittzähler und der Steigerung der Bewegung zu besprechen.
Im zweiten Teil unserer heutigen Sitzung werden wir uns mit dem Einfluss der Gedanken beschäftigen und auch in den folgenden drei Sitzungen einen ausführlichen Einblick in den spannenden Zusammenhang zwischen Ihrer Stimmung und Ihren Gedanken gewinnen.

3.4.1.2 Steigerung der Bewegung: Jeder Schritt zählt! (40 min)

An dieser Stelle werden die Ziele bezüglich der Bewegungssteigerung aufgegriffen. Zu Beginn werden die Schrittzählerkurven ausgedruckt. Um Zeit zu sparen, kann dies schon geschehen, während die Teilnehmer Platz nehmen.

Folie 1	Tagesordnung	Seite 1

Gedanken, Bewertung und Wohlbefinden

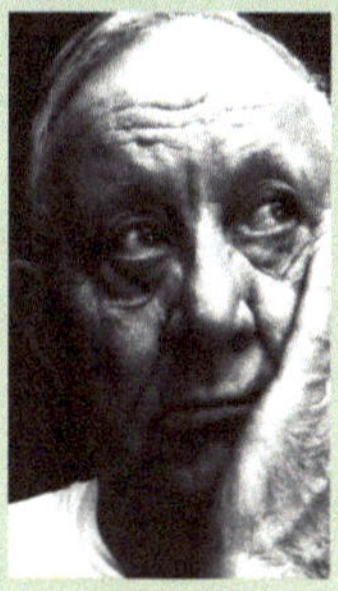

1. Sitzung:

Wie hängen Denken und Fühlen miteinander zusammen?

1. Begrüßung und Ausblick
2. Steigerung der Bewegung: Jeder Schritt zählt!
3. Einführung: Wie beeinflussen sich Gedanken und Stimmung?
   3.1 Geschichte „Arzttermin“
   3.2 Eigene negative und positive Gedanken finden
4. Übungsaufgaben
5. Fazit, Stundenbewertung und Abschluss

Abb. 3.28 Folie 1: Tagesordnung

Die Neueinsteiger sollen in der kommenden Woche selbstständig ohne Zielvorgaben versuchen, Bewegung und Mobilität zu steigern. Anhand des Arbeitsblattes 2 »Wie kann ich meine tägliche Schrittzahl steigern?« (▣ Abb. 3.6) können mögliche Strategien besprochen werden. Dabei ist es wichtig, den Patienten nach eigenen Ideen zu fragen.

Die Teilnehmer, die schon länger dabei sind, werden gefragt, wie es bisher geklappt hat, ob es Probleme gab und welche Erfahrungen mit den Schrittzählern gemacht wurden. Dann wird erarbeitet, ob bzw. wie die bisherigen Ziele verändert werden sollen, d. h., ob die Zielvorgaben nach unten angepasst, beibehalten oder gesteigert werden sollen. Für die Neueinsteiger erfolgt dieser Schritt in der nächsten Sitzung.

Anhand des Arbeitsblattes 3 »Jeder Schritt zählt: Was möchte ich erreichen?« (▣ Abb. 3.8) werden dann die Ziele ggf. angeglichen. Es können folgende Fragen gestellt werden:

- Welche kurzfristigen Etappenziele wurden erreicht?
- Welche mittelfristigen Etappenziele wurden erreicht?
- Welche kurz- und mittelfristigen Ziele wurden nicht erreicht? Warum nicht?
- Wie können die Etappenziele besser angepasst werden?
- Welches kurzfristige Ziel möchten Sie in den nächsten 4 Wochen erreichen?
- Welches mittelfristige Ziel streben Sie am Ende der Gruppe in 3 Monaten an?

Die Zielsetzung erfolgt individuell basierend auf der Baseline und der selbstständigen Steigerung. In der Kurzzeitphase werden kurz- (4 Wochen) und mittelfristige (12 Wochen) Ziele festgelegt. Die langfristigen Bewegungsziele (6 und 12 Monate) werden in der Langzeitphase erarbeitet. Die Ziele werden schriftlich im Arbeitsblatt 3 »Jeder Schritt zählt: Was möchte ich erreichen?« (▣ Abb. 3.8) festgehalten, das oben aufgeführte Fragen enthält. Der Leiter soll besonders darauf achten, dass die Teilnehmer sich weder über- noch unterfordern.

Bei einer Reduktion der Zielvorgaben ist es wichtig, dass dies nicht als »Versagen« verstanden wird. Der Leiter betont, dass man ja noch gar nicht wissen kann, wie ein passendes Ziel aussieht, und man dies erst im Laufe der Zeit für sich herausfinden muss. Dieser Baustein kann auch als Gruppenarbeit durchgeführt werden. Die Neueinsteiger erarbeiten sich diese Ziele in der nächsten Stunde, evtl. in einer 10- bis 15-minütigen Einzelbesprechung am Ende der Gruppe.

» z. B. … Wenn die Ziele, die Sie sich zuletzt gesetzt hatten, doch nicht so ganz passend waren, können wir Ihre Erfahrungen, die Sie mit den Schrittzählern in den letzten Wochen gemacht haben, nutzen, um das Ziel neu anzupassen. Es ist völlig normal, dass man am Anfang noch gar nicht so recht weiß, was denn ein passendes Ziel wäre, und daher die Ziele immer wieder neu anpassen muss, bis es dann immer besser stimmt.

Pause (10 min)

3.4.1.3 Einführung: Wie beeinflussen sich Denken und Fühlen? (30 min)

Geschichte »Arzttermin«

Um den Einfluss der Gedanken auf die Stimmung zu veranschaulichen, wird eine kurze Geschichte (»Zu spät zum Arzt kommen«) vorgelesen. Zunächst wird die »negative Variante« vorgelesen, anschließend nach den Gedanken und Gefühlen der Teilnehmer gefragt. Dies wird mit der »positiven Variante« wiederholt. Die Teilnehmer werden angeregt, während des Vorlesens die Augen zu schließen und sich die Ereignisse möglichst genau vorzustellen.

» z. B. … Zu Beginn möchte ich Ihnen eine kleine Geschichte vorlesen. Setzen Sie sich bitte bequem hin und wenn Sie möchten, dann schließen Sie die Augen: Frau Simon hat heute Nachmittag einen Termin bei Ihrem Diabetologen und läuft zur Bushaltestelle, wo bereits mehrere Leute warten. Sie denkt: »Meine Güte, das sind aber viele Menschen«.
Als der Bus endlich – mit 5 Minuten Verspätung – kommt, stellt sie fest, wie überfüllt er ist. Sie stöhnt innerlich und denkt an Ihren schmerzenden Rücken. Während Frau Simon im Bus stehend Halt sucht, denkt sie: »Typisch, ich muss mir auch immer den falschen Tag aussuchen und fahren, wenn der Bus so voll ist. Das ist wirklich blöd von mir«.
In der Stadt angekommen, genervt von der Busfahrt, will sie schnell ihren Einkauf machen. Endlich erreicht sie den Laden, in dem sie einige Lebensmittel einkaufen möchte. Sie sieht auf die Uhr und stellt fest, dass sie nur noch 15 Minuten bis zum Arzttermin hat. Schnell lädt sie die Dinge, die sie braucht, in Ihren Einkaufskorb. Jetzt nur noch bezahlen. Als sie sich gehetzt zur Kasse wendet, stehen dort bereits 5 andere Kunden mit vollen Einkaufskörben.
»Immer passiert mir so was«, geht ihr durch den Kopf als sie endlich den Laden verlässt, schlägt die Kirchturmuhr 16 Uhr. Sie weiß in diesem Augenblick, dass sie zu spät zu ihrem Arzttermin kommen wird und malt sich in ihrem Kopf aus, dass die Sprechstundenhilfe sehr ärgerlich reagieren wird.«
- Wie fühlt sich Frau Simon, als sie im Bus wartet?
- Wie geht es ihr, als sie an der Kasse wartet?
- Welche Gedanken gehen ihr durch den Kopf?
- Was würde Ihnen durch den Kopf gehen?
- Kennen Sie ähnliche Situationen?

Nach der Übung werden die Teilnehmer ermutigt, zu den oben genannten Fragen, Ihre Gedanken und Gefühle zu äußern, die dann an der Flipchart notiert werden. Geht es dabei allen gleich? Worauf lassen sich die Unterschiede zurückführen? Welche Überschrift kann man den Gedanken geben?

» [Fortsetzung der Vorstellungsübung:]
Frau Simon steht an der Kasse und ihre Armbanduhr zeigt mittlerweile 16 Uhr an. Sie weiß, dass Sie zu spät zu Ihrem Arzttermin kommen wird.
Als sie die 5 wartenden Kunden vor sich erblickt, sagt sie sich: »Na ja, jetzt komme ich eben zu spät. In der Praxis warten eigentlich immer noch andere Patienten, die vor mir dran sind. Ich lasse mich jetzt nicht verrückt machen. Alle Hektik bringt jetzt nichts. Kann doch jedem mal passieren.«
Sie verlässt den Laden und es ist schon 5 Minuten nach 16 Uhr. Trotzdem lässt sie sich nicht hetzen. Sie stellt sich vor, dass in der Praxis noch andere Patienten warten und die Sprechstundenhilfe vielleicht auch froh ist, ein paar Minuten Pause zu haben, um vielleicht einen wichtigen Anruf zu tätigen.
- Wie fühlt sich Frau Simon hier?
- Was ist hier anders?
- Worin liegt der Unterschied?

Auch hier werden die Gedanken an der Flipchart notiert und nach einer passenden Überschrift gesucht. Anschließend sollen die erarbeiteten Aspekte nochmals zusammengefasst werden. Es wird vermittelt, dass ein und dieselbe Situation unterschiedlich bewertet werden kann und diese Bewertung zu einem entsprechenden Gefühl führt. Wichtig dabei ist, dass den Teilnehmern deutlich wird, dass nicht die Situation direkt das Gefühl erzeugt, sondern dass es durch die Bewertung bedingt wird.

Die negative Sequenz der Geschichte kann nochmals gemeinsam mit den Teilnehmern anhand der Abbildung »Das Depressionsdreieck« (Abb. 3.29) zusammengefasst werden. Danach wird die positive Sequenz anhand des Depressionsdreieckes veranschaulicht. Dies soll zunächst gemeinsam an der Flipchart erarbeitet werden und dann auf Abb. 3.30 betrachtet werden. Hier werden außerdem auch die Auswirkungen auf das Verhalten ebenfalls zusammen mit den Teilnehmern erarbeitet, sodass am Ende das vollständige Depressionsdreieck mit den drei Ebenen Gefühl – Gedanken – Verhalten dargestellt wird. Die Zusammenhänge können am Ende nochmals anhand eines Teilnehmerbeispiels wiederholt werden.

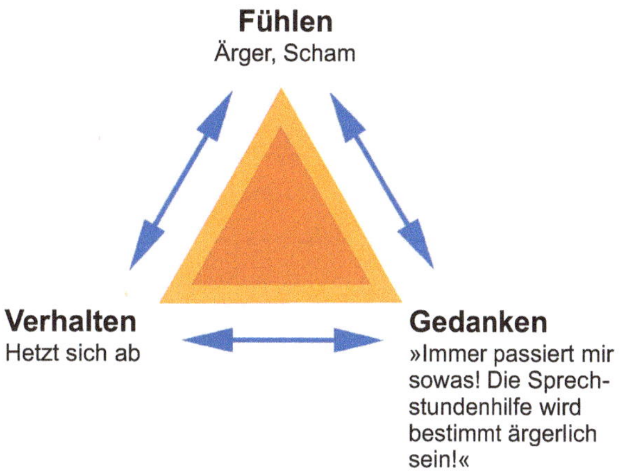

Abb. 3.29 Das Depressionsdreieck

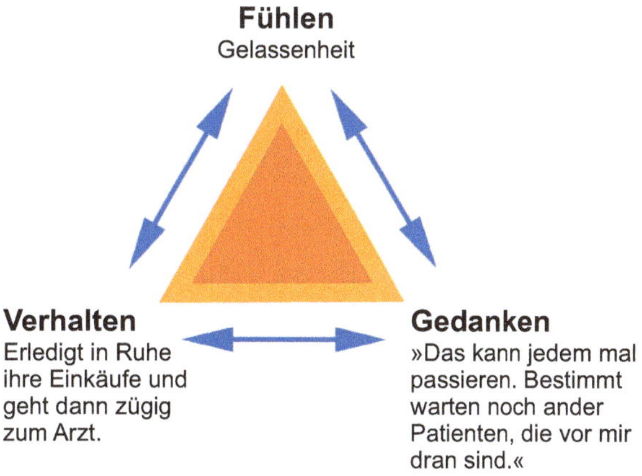

Abb. 3.30 Das Depressionsdreieck – ein positives Beispiel

Eigene negative und positive Gedanken finden (20 min)

Anschließend wird besprochen, dass nun weiteres »gedankliches Material« gesammelt werden soll, das die Grundlage für die nächsten Stunden bilden wird. Hierfür werden Beispiele der Teilnehmer gesammelt, wobei nach Gedanken bezüglich des Diabetes gefragt wird. Der Leiter fragt auch, was passiert, wenn man diese negativen Gedanken 24 Stunden am Tag denken würde.

Dann wird der Fokus auf hilfreiche, angemessene Gedanken bezüglich des Diabetes gelenkt (»Gibt es auch positive Dinge, die Sie sich sagen?«).

Danach ist Zeit für das Arbeitsblatt 12 »Meine typischen negativen Gedanken und meine aufbauenden Gedanken« (Abb. 3.31). Die Teilnehmer bekommen für jeden Aspekt etwa 5 Minuten Zeit. Danach werden die Gedanken in der Großgruppe gesammelt (nur Freiwillige). Wer bis dahin nichts für sich gefunden hat, kann hier Anregungen sammeln.

Arbeitsblatt 12	Meine typischen negativen Gedanken und meine aufbauenden Gedanken	Seite 1

Meine typischen negativen Gedanken und meine aufbauenden Gedanken

So geht's:
Vielleicht fallen Ihnen ja spontan einige übertrieben negative Gedanken ein, die Ihnen so durch den Kopf gehen, wenn es Ihnen schlecht geht.
Diese Gedanken können Sie unter der Überschrift „Meine Gedanken bei schlechter Stimmung" sammeln.
Möglicherweise fallen Ihnen aber auch aufbauende Dinge ein, die Sie sich ab und an sagen. Bitte notieren Sie diese unter der Überschrift „Meine aufbauenden Gedanken.

Meine Gedanken bei schlechter Stimmung:

....
....
....
....
....
....
....
....
....

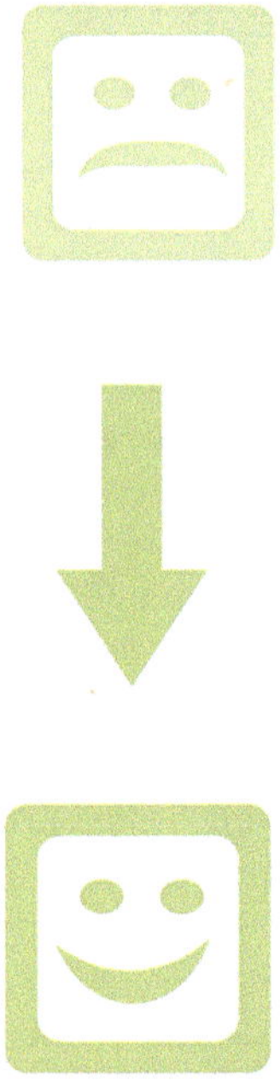

Meine aufbauenden Gedanken:

....
....
....
....
....
....
....
....
....

Abb. 3.31 Arbeitsblatt 12: Meine typischen negativen Gedanken und meine aufbauenden Gedanken

» z. B. … Kennen Sie das auch? Haben Sie diesen Zusammenhang auch schon einmal bei sich in Bezug auf den Diabetes erlebt? Wie denken Sie über den Diabetes, wenn es Ihnen nicht so gut geht? Was würde passieren, wenn Sie 24 Stunden so denken würden? Gibt es auch aufbauende Dinge, die Sie sich ab und an sagen? Was sagen Sie sich, wenn es Ihnen besser geht, wie gehen Sie dann mit dem Diabetes um? Gibt es Gedanken, die helfen (z. B. Wenn ich mich um den Diabetes kümmere, dann geht's mir besser)?

3.4.1.4 Übungsaufgaben (5 min)

Steigerung der Bewegung: Jeder Schritt zählt!

Anpassung des bisherigen Verhaltens an die heute besprochenen neuen Ziele.

Arbeitsblatt 12 »Meine typischen negativen Gedanken und meine aufbauenden Gedanken«:

Das Arbeitsblatt ist in der Stunde begonnen worden und soll zuhause nochmals überprüft und vervollständigt werden. Den Teilnehmern wird vermittelt, dass das Arbeitsblatt dem Sammeln von Ausgangsmaterial für die kommenden Sitzungen dient und dass genauere Techniken/Strategien zum besseren Umgang mit negativen Gedanken dann in den folgenden Sitzungen vermittelt werden.

3.4.1.5 Fazit, Stundenbewertung und Abschluss (5 min)

Kurzes Fazit mit Gelegenheit, Unklarheiten und Fragen zu besprechen. Außerdem Ausblick auf die nächste Stunde (»Mit den negativen Gedanken umgehen lernen«).

Jeder, der möchte, kann eine kurze Rückmeldung zur Sitzung geben. Die Beiträge werden nicht diskutiert, sondern jede Meinung wertschätzend stehen gelassen.

Jeder Teilnehmer füllt danach einen kurzen Rückmeldebogen zur Sitzung aus. Der Therapeut bewertet ebenfalls die Sitzung auf einem entsprechenden Bewertungsbogen.

Am Ende werden alle Teilnehmer für ihr Engagement verstärkt und freundlich verabschiedet.

» z. B. … Wer möchte, kann jetzt gerne noch kurz etwas zur heutigen Sitzung sagen. Sind Sie mit der heutigen Sitzung zufrieden? Gibt es Verbesserungsvorschläge?

3.4.2 2. Sitzung (120 min): »Mit den negativen Gedanken umgehen lernen«

- **Inhalt**
  1. Begrüßung, Rückblick und Ausblick
  2. Besprechung der Übungsaufgaben
     - Steigerung der Bewegung: Jeder Schritt zählt!
     - Was ist ein gutes Ziel?
     - Eigene negative und positive Gedanken
  3. Die eigenen Gedanken kontrollieren
     - Gedankenunterbrechung/Gedankenstopp
     - Persönliche Gedankenkarten/Kartentechnik
     - Signaltechnik
  4. Zusammenfassung und Diskussion
  5. Übungsaufgaben
  6. Stundenbewertung, Abschluss und Verabschiedung
- Material
  - Karteikarten in verschiedenen Farben
  - Beispielkarteikarten
  - Klebepunkte
  - Folie 2: Tagesordnung (■ Abb. 3.32)
  - Folie 3: »Ich höre jetzt auf, darüber nachzudenken!« (■ Abb. 3.33)
  - Folie 4: »Stopp!« (■ Abb. 3.34)
  - Arbeitsblatt 3: »Jeder Schritt zählt: Was möchte ich erreichen?« (■ Abb. 3.8)
  - Beurteilungsbögen 1, 2, 3 (■ Abb. 3.11, ■ Abb. 3.12, ■ Abb. 3.13)

3.4.2.1 Begrüßung, Rückblick auf die letzte Stunde und Ausblick auf die heutigen Themen (10 min)

Nach der üblichen Begrüßung der Teilnehmer wird eine kurze Zusammenfassung der letzten Stunde gegeben. Unklarheiten und offene Frage werden besprochen. Darauf folgt ein kurzer Ausblick auf die heutige Sitzung anhand der Tagesordnung (Folie 2; ■ Abb. 3.32).

» z. B. … Herzlich willkommen zur zweiten Sitzung zum Thema »Gedanken, Bewertung und Wohlbefinden«. Schön, dass Sie wieder alle mit dabei sind.
Im ersten Teil der letzten Stunde haben wir Ziele für die Schrittzähler erarbeitet bzw. mit den neu eingestiegenen Patienten Möglichkeiten besprochen, wie Sie Ihre alltägliche Bewegung steigern können. Danach haben wir uns mit dem Einfluss von Gedanken auf die Stimmung beschäftigt. Vielleicht können Sie sich ja an das Beispiel »Zu Spät zum Arzt kommen« erinnern? Daran konnten Sie sehen, dass Gefühle davon abhängen wie eine Situation bewertet wird. Gibt es dazu noch Fragen?

Folie 2	Tagesordnung	Seite 1

Gedanken, Bewertung und Wohlbefinden

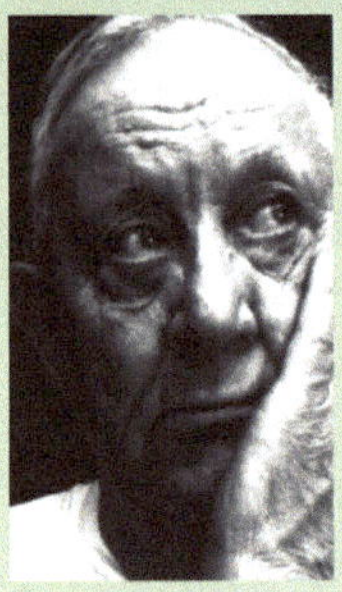

2. Sitzung:

Mit den negativen Gedanken umgehen lernen.

1. Begrüßung, Rückblick und Ausblick
2. Besprechung der Übungsaufgaben
   - 2.1 Steigerung der Bewegung: Jeder Schritt zählt!
   - 2.2 Was ist ein gutes Ziel?
   - 2.3 Eigene negative und positive Gedanken
3. Möglichkeiten zur Gedankenkontrolle
   - 3.1 Gedankenunterbrechung/Gedankenstopp
   - 3.2 Persönliche Gedankenkarten/Kartentechnik
   - 3.3 Signaltechnik
4. Zusammenfassung und Diskussion
5. Übungsaufgaben
6. Stundenbewertung, Abschluss und Verabschiedung

Abb. 3.32 Folie 2: Tagesordnung

Heute beginnen wir wie immer mit den Übungsaufgaben, also zuerst mit der Steigerung der Bewegung mithilfe der Schrittzähler. Die neu eingestiegenen Teilnehmer können heute passende Ziele für sich erarbeiten. Dann schauen wir uns zusammen an, welche negativen und positiven Gedanken Ihnen noch eingefallen sind. Bei unserem heutigen Thema wird es dann darum gehen, wie man die negativen Gedanken besser reduzieren kann und die positiven, aufbauenden Gedanken steigern kann.

3.4.2.2 Besprechung der Übungsaufgaben (20 min)

Steigerung der Bewegung: Jeder Schritt zählt!

Kurze Besprechung der Schrittzähler. Dabei prüfen, ob die Zielvorgaben realistisch waren und diese ggf. modifizieren. Dabei ist es wichtig, den Austausch über Erfahrungen und Probleme anzuregen. Die Neueinsteiger bearbeiten an dieser Stelle das Arbeitsblatt 3 »Jeder Schritt zählt«: Was möchte ich erreichen?« (▫ Abb. 3.8) und setzen sich kurz- und mittelfristige Ziele aufgrund der in der letzten Woche gemachten Erfahrungen. Die Zielfindung kann mit den Neueinsteigern ggf. in einem 10- bis 15-minütigen Einzelgespräch am Ende der Sitzung vervollständigt werden.

Was ist ein gutes Ziel?

An dieser Stelle kann nun gemeinsam erarbeitet werden, dass es wichtig ist, Ziele festzulegen (nach dem Motto: »Wenn Sie nicht wissen, wohin Sie möchten, brauchen Sie sich nicht zu wundern, wenn Sie woanders ankommen«). Dabei wird an das Vorgespräch erinnert, indem ebenfalls die Kriterien eines adäquaten Zieles besprochen wurden. Außerdem werden die Teilnehmer befragt, was ein »gutes Ziel« ausmacht. Ein gutes Ziel ist realistisch, konkret, positiv und messbar.

» z. B. … Was ist denn Ihr Eindruck, was ein gutes Ziel ausmacht? Worauf achten Sie, wenn Sie sich etwas vornehmen?

1. Es ist günstig, wenn Ihre Ziele möglichst realistisch sind, d. h., dass Sie auch eine gute Chance haben, das Ziel zu erreichen. Daher kann es hilfreich sein, das Ziel nach Möglichkeit so zu formulieren, dass es nicht unerreichbar ist, aber auch nicht zu unbedeutend. Beispiel: Unrealistisch wäre es, bei einer Grundrate von 1000 Schritten täglich, ab morgen 10 000 Schritte anzustreben.
2. Zu allgemeine Ziele, z. B. »Ich will mich mehr bewegen«, sind in der Regel nur schwer überprüfbar. So allgemein formuliert, kann es schwer werden zu beurteilen, wann Sie sich »mehr bewegen« und wie das »mehr bewegen« überhaupt aussehen soll. Daher ist es hilfreich, das Ziel so konkret wie möglich zu formulieren.
3. Es hat sich gezeigt, dass positive Ziele genauer ausdrücken, was Sie möchten und motivierender sind. Beispiel: »Ich möchte einmal in der Woche spazieren gehen« spornt mehr an und ist ermutigender als »Ich will nicht mehr so inaktiv sein«.
4. Wichtig ist auch, dass Sie sich überlegen, in welchem Zeitraum Sie das Ziel erreichen möchten. Dann können Sie prüfen, ob Sie Ihr Ziel in dem festgelegten Zeitraum erreicht haben, und sich für Ihren Erfolg belohnen. Sie haben aber auch die Möglichkeit, Ihr bisheriges Ziel nochmals zu überdenken, da es vielleicht zu hoch gesteckt war oder sich unvorhergesehene Hindernisse ergeben haben. Daher kann es sinnvoll sein, einen Zeitpunkt festzulegen, an dem Sie eine Zwischenbilanz ziehen, um bei Bedarf das Ziel anpassen oder neu formulieren zu können.

Eigene negative und positive Gedanken

Wurden weitere Gedanken gefunden? Welche Gedanken wurden gefunden? Hier darauf achten, dass die Teilnehmer vor allem auch positive Gedanken nennen. Die positiven Gedanken können auch an der Flipchart gesammelt werden, um den Teilnehmern Ideen zu liefern, die mit dieser Übung Schwierigkeiten haben.

3.4.2.3 Die eigenen Gedanken kontrollieren

Gedankenunterbrechung/Gedankenstopp (20 min)

Die Gedankenunterbrechung wird nicht als eigenständige Technik eingeführt, sondern als eine Methode, um sich klar zu werden, dass jetzt ein negativer Gedanke da ist und dieser Gedanken z. B. unterbrochen werden kann, indem man sich den Satz »Ich höre jetzt auf, darüber nachzudenken« sagt.

Beim »Gedankenstopp« wird der Gedankenfluss durch ein lautes »Stopp!« unterbrochen. Um dem Stopp noch ein wenig mehr Nachdruck zu verleihen, kann man dabei auch mit der Hand auf den Tisch oder auf den Oberschenkel schlagen. Dies macht der Leiter vor, ruft laut »Stopp« und fragt die Teilnehmer anschließend, was Ihnen gerade durch den Kopf gegangen ist.

Folie 3 (▫ Abb. 3.33) mit dem Satz »Ich höre jetzt auf, darüber nachzudenken« sowie Folie 4 (▫ Abb. 3.33) mit »Stopp« können beim Erklären der Technik aufgelegt werden oder an der Flipchart dargestellt werden.

Nach der Unterbrechung ist es wichtig sich abzulenken, angenehme Aktivitäten durchzuführen oder sich mit positiven, aufbauenden Gedanken zu beschäftigen. Hier werden die Teilnehmer einbezogen und nach Ideen befragt.

Folie 3		Seite 1

Ich höre jetzt auf,

darüber nachzudenken!

Abb. 3.33 Folie 3: »Ich höre jetzt auf, darüber nachzudenken!«

Folie 4		Seite 1

STOPP

Abb. 3.34 Folie 4: »Stopp!«

Die Methode ist auch wichtig, um negative automatische Gedanken überhaupt zu erkennen und kann die Anwendung des Gedankenprotokolls (s. Sitzung 3) erleichtern.

Pause (10 min)

Persönliche Gedankenkarten bzw. Kartentechnik (30 min)

Es wird besprochen, dass die positiven, aufbauenden Gedanken nicht so automatisch vorkommen, da sie nicht so gut geübt sind. Damit sie eine Chance haben, sich gegen die negativen Gedanken durchzusetzen, muss man die aufbauenden Gedanken gut einüben.

Für die Übung werden 6 Karteikarten (evtl. schöne Postkarten) in 2 Farben (für positiv und negativ) ausgeteilt und die Gruppe in Kleingruppen aufgeteilt. Jeder soll nun, auch anhand des Arbeitsblattes 12 »Meine typischen negativen Gedanken und meine aufbauenden Gedanken« (◘ Abb. 3.31) der letzten Sitzung, auf die Karten 3 typische negative Gedanken aufschreiben sowie 3 aufbauende Gedanken. Bei dieser Übung ist es wichtig, dass vor allem die aufbauenden Gedanken aufgeschrieben werden. Bei Schwierigkeiten sollte Hilfestellung gegeben werden. Die Patienten werden dabei angeleitet, sich auch gegenseitig bei der Formulierung der aufbauenden Sätze zu unterstützen. Beispielkarten können herumgereicht werden. Für die Kleingruppenübung sollten mindestens 20 Minuten Zeit eingeplant werden. Danach kommen die Teilnehmer wieder in der Gesamtgruppe zusammen.

Die Teilnehmer werden dazu angeregt, die Karten mit den positiven Gedanken mehrfach am Tag durchzulesen (s. auch Übungsaufgabe für zu Hause). Wenn neue positive Gedanken gefunden werden, können diese ebenfalls auf weiteren Karten notiert werden (dafür werden leere Post- oder Karteikarten ausgeteilt). Es ist hilfreich, das regelmäßige Durchlesen der positiven Karten an bestimmte alltägliche Tätigkeiten zu koppeln (z. B. immer nach dem Essen, nach dem Zähneputzen etc.). Außerdem wird auf die nächsten beiden Stunden verwiesen, in denen das Finden und Einüben aufbauender und angemessener Gedanken nochmals Thema sein wird.

Signaltechnik (5 min)

In diesem Zusammenhang wird nun die Signaltechnik besprochen und kleine, bunte Klebepunkte (ca. 3 Punkte pro Teilnehmer) werden ausgeteilt. Die Teilnehmer suchen dann nach Orten/Stellen (z. B. Schlüsselbund, Auto, Badezimmerspiegel, Küchenschrank, Geldbeutel), wo diese Klebepunkte verteilt werden können. Danach werden Fragen zu den bisherigen Techniken geklärt.

3.4.2.4 Zusammenfassung und Diskussion (10 min)

Die Techniken werden nun nochmals kurz zusammengefasst. Dann gibt der Leiter Zeit, um Fragen zu besprechen und zum Austausch über die Techniken

» z. B. Können Sie sich vorstellen die Techniken anzuwenden?

3.4.2.5 Übungsaufgaben (10 min)

Steigerung der Bewegung: Jeder Schritt zählt!

Weitere Verfolgung der Ziele, Beobachtung anhand der Schrittzähler.

Möglichkeiten zur Gedankenkontrolle

Jeder Teilnehmer entscheidet sich für eine der vorgestellten Techniken, die er/sie zu Hause üben möchte.

3.4.2.6 Stundenbewertung, Abschluss und Verabschiedung (5 min)

Kurzes Fazit und Ausblick auf die nächste Stunde. Den Teilnehmern wird vermittelt, dass eine weitere wichtige Technik zum Umgang mit den negativen automatischen Gedanken vermittelt wird (Gedankenprotokoll und 3-Schritte-Technik).

Jeder, der möchte, kann eine kurze Rückmeldung zur Sitzung geben. Die Beiträge werden nicht diskutiert, sondern jede Meinung wertschätzend stehen gelassen.

Jeder Teilnehmer füllt danach einen kurzen Rückmeldebogen zur Sitzung aus. Der Therapeut bewertet ebenfalls die Sitzung auf einem entsprechenden Bewertungsbogen.

Am Ende werden alle Teilnehmer für ihr Engagement verstärkt und freundlich verabschiedet.

3.4.3 3. Sitzung (120 min): »Negative Gedanken erkennen, angemessene Gedanken finden«

- **Inhalt**
  1. Begrüßung der Teilnehmer, Rückblick auf die letzte Stunde und Ausblick auf die heutigen Themen
  2. Besprechung der Übungsaufgaben:
     - Steigerung der Bewegung: Jeder Schritt zählt!
     - Möglichkeiten zur Gedankenkontrolle
  3. Vertiefung Denken und Fühlen: Kennzeichen der negativen Gedanken
  4. Einführung des Gedankenprotokolls: Was können Sie tun?

5. Übungsaufgaben
6. Stundenbewertung, Abschluss und Verabschiedung

- Material
  - Folie 5: Tagesordnung (▫ Abb. 3.35)
  - Arbeitsblatt 3: »Jeder Schritt zählt: Was möchte ich erreichen?« (▫ Abb. 3.8)
  - Arbeitsblatt 13: Gedankenprotokoll (▫ Abb. 3.36)
  - Arbeitsblatt 14: Drei Schritte zur Veränderung unangemessener Gedanken (▫ Abb. 3.37)

3.4.3.1 Begrüßung, Rückblick und Ausblick (10 min)

Nach der Begrüßung der Teilnehmer kann zwischendurch erfragt werden, ob und inwieweit das Programm den Kapazitäten und Problemen der Teilnehmer entspricht.

Daraufhin wird eine kurze Zusammenfassung der letzten Stunde gegeben. Unklarheiten und offene Fragen werden besprochen. Dann folgt ein kurzer Ausblick auf die heutige Sitzung anhand der Tagesordnung (Folie 5; ▫ Abb. 3.35).

» z. B. … Das Programm, das Sie hier alle mitmachen, ist zeitweise sehr intensiv und auch anstrengend. Ich möchte Sie daher heute einmal fragen, ob es Ihnen manchmal zu viel wird? Erkennen Sie sich in den angesprochenen Themen wieder? Haben Sie den Eindruck, dass Sie gut mitkommen? Gibt es etwas, das wir anders machen sollen? Oft ist ja auch nicht alles für jeden passend und hilfreich. Wichtig ist aber, dass Sie trotzdem auch ungewohnte Übungen ausprobieren und auch zu Hause anwenden, um herauszufinden, welche der Techniken für Sie geeignet sind und welche eher nicht. Sie dürfen gerne immer nachfragen, wenn Ihnen nicht klar ist, warum wir bestimmte Übungen machen.
Heute werden wir uns wieder mit dem Einfluss der negativen Gedanken beschäftigen und uns etwas genauer anschauen, wie diese Gedanken denn so sind, wo sie herkommen und eine weitere Strategie kennenlernen, wie man mit diesen Gedanken umgehen kann.

3.4.3.2 Besprechung der Übungsaufgaben (15 min)

Steigerung der Bewegung: Jeder Schritt zählt!

Kurze Besprechung der Schrittzähler. Dabei prüfen, ob die Zielvorgaben realistisch waren und diese ggf. modifizieren. Dabei ist es wichtig, den Austausch über Erfahrungen und Probleme anzuregen (Arbeitsblatt 3: »Jeder Schritt zählt: Was möchte ich erreichen?«).

Möglichkeiten zur Gedankenkontrolle:

Mit verschiedenen Fragen (z. B. Wer hat welche Methode ausprobiert? Welche Erfahrungen wurden im Umgang mit den Strategien gemacht? Welche aufbauenden Sätze wurden verwendet? Wo wurden die Signalpunkte platziert? Wann wurden die Karten gelesen?) soll der Erfahrungsaustausch der Teilnehmer angeregt werden.

3.4.3.3 Vertiefung Denken und Fühlen (20 min)

Ein Teilnehmerbeispiel wird nun zur Wiederholung in der Gruppe genauer betrachtet, in das Stimmungsdreieck bzw. die Abwärtsspirale integriert und der Einfluss der Gedanken auf die Stimmung wiederholt. Immer wieder wird dabei nachgefragt, ob die Teilnehmer das kennen, und mit Beispielen aus der Gruppe gearbeitet und der Bezug zum Diabetes hergestellt. Danach werden folgende Kennzeichen der negativen Gedanken mit den Teilnehmern erarbeitet:

- Negative Gedanken sind automatisch und oft unbewusst.
- Jeder hat negative Gedanken, problematisch wird es erst, wenn diese Gedanken nicht mehr steuerbar sind und die Stimmung kontrollieren.
- Die Gedanken sind erlernt.

» z. B. … Stellen Sie sich vor, Sie haben sich vorgenommen, wegen Ihres Diabetes mehr spazieren zu gehen und haben es nicht geschafft. Sie sagen sich: »So ein Mist, jetzt habe ich mich nicht aufraffen können, wie soll das nur mit meinem Diabetes weiter gehen. Ich habe keine Lust mehr, mich ständig damit auseinandersetzen zu müssen.« Haben Sie so etwas schon einmal erlebt? Wie würden Sie sich in dieser Situation fühlen? [Bezug zum Depressionsdreieck darstellen]? Wie würden Sie sich verhalten? Würden Sie am nächsten Tag motiviert und guter Laune spazieren gehen? Wenn Sie diese Gedanken 24 Stunden lang hätten, wie würde es Ihnen dann gehen?
Erinnern Sie sich an die Abwärtsspirale aus dem Vorgespräch? Auch negative Gedanken führen dazu, dass Sie immer tiefer in eine schlechte Stimmung hineinrutschen können. Das passiert meist ganz automatisch und unbemerkt. Es ist wie ein Sog oder eine Rutschbahn. Und dann ist die Stimmung richtig im Keller. Kennen Sie das? [Teilnehmerbeispiele sammeln].
Natürlich hat jeder einmal negative Gedanken. Das ist ganz normal. Problematisch wird es erst, wenn diese Gedanken nicht mehr kontrollierbar sind und anfangen, unsere Stimmung zu steuern und man so die Dinge und Ziele, die man sich vorgenommen hat, nicht erreicht oder gar nicht erst in Angriff nimmt.

Folie 5	Tagesordnung	Seite 1

Gedanken, Bewertung und Wohlbefinden

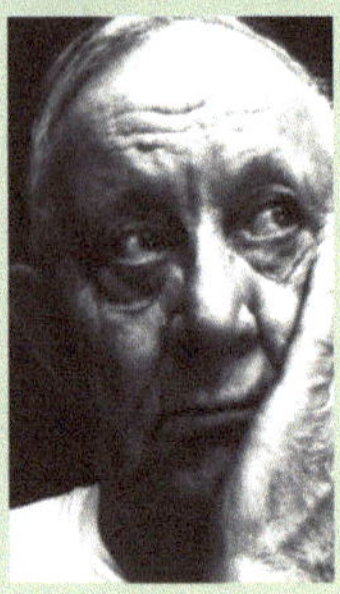

3. Sitzung:

Negative Gedanken erkennen, angemessene Gedanken finden.

1. Begrüßung, Rückblick und Ausblick
2. Besprechung der Übungsaufgaben:
   - 2.1 Steigerung der Bewegung: Jeder Schritt zählt!
   - 2.2 Möglichkeiten zur Gedankenkontrolle
3. Vertiefung Denken und Fühlen
4. Einführung des Gedankenprotokolls: Was können Sie tun?
5. Übungsaufgaben
6. Stundenbewertung, Abschluss und Verabschiedung

Abb. 3.35 Folie 5: Tagesordnung

Haben Sie auch aufbauende, freundlichere Gedanken? Welche Gedankenart ist bei Ihnen häufiger? Ist das immer so? Kennen Sie das von früher? Wann fingen denn die negativen Gedanken an, überhand zu nehmen?
Was hindert Sie daran, die negativen, lähmenden Gedanken einfach durch positivere, aufbauende Gedanken zu ersetzen? Warum ist das so schwer?

Anschließend soll den Teilnehmern verdeutlicht werden, dass es sich um Lernprozesse handelt, die nun zu automatisch ablaufenden Denkmustern und Gewohnheiten führen. Diese erscheinen zunächst plausibel, da sie sich ohne Anstrengung unbemerkt einstellen und nur noch an der schlechten Stimmung zu erkennen sind.

» z. B. … Diese Art zu Denken haben wir irgendwann gelernt. Man hat im Laufe seines Lebens viele Erfahrungen gesammelt, die beeinflussen wie man mit sich umgeht, wie man sich selbst sieht, wie man mit Erfolg oder Misserfolg umgeht, was man von der Zukunft erwartet und wie man Vergangenes bewältigt. Dies hat man über viele Jahre gelernt und daher läuft das mittlerweile ganz automatisch ab…wie z. B. beim Auto- oder Fahrradfahren … das läuft auch meist ganz unbewusst und automatisch ab. Können Sie die einzelnen Gedanken oder auch die einzelnen Handgriffe genau beschreiben, die Sie beim Rad- oder Autofahren tun? Vielleicht bemerken Sie schon gar nicht mehr, welche Gedanken Ihnen beim Auto- oder Radfahren durch den Kopf gehen oder welche Handgriffe und Bewegungen im Einzelnen gemacht werden?
Von diesen erlernten Denkmustern sind 95% gut und sinnvoll, es gibt aber eben auch die restlichen 5%, die einen lähmen und daran hindern, das zu tun, was man sich vorgenommen hat. Das Gute daran ist, dass man diese erlernten lähmenden Denkmuster auch wieder verlernen kann. Das ist zwar nicht so ganz einfach und erscheint vielleicht völlig unmöglich, aber es geht.

Pause (10 min)

3.4.3.4 Einführung des Gedankenprotokolls: Was können Sie tun? (45 min)

Als Beispiel sollen bisher explorierte negative Gedanken der Teilnehmer in das Gedankenprotokoll eingetragen werden. Negative Gedanken können bezüglich des Diabetes, der Schrittzähler, des Älterwerdens etc. gesammelt werden. Die Teilnehmer werden dabei durch entsprechende Fragen unterstützt:

» Was denken Sie, wenn Sie Ihre Schrittzähler tragen? Was geht Ihnen durch den Kopf, wenn Sie einen hohen Blutzucker gemessen haben/Ihre Diabetes-Medikamente nehmen/Insulin spritzen? Welche negativen Gedanken gehen Ihnen vielleicht ab und zu beim Essen durch den Kopf? Welche Gedanken machen Sie sich, wenn Sie über das Älterwerden nachdenken?

Um die Identifikation der negativen Gedanken zu erleichtern soll an den Gedankenstopp bzw. die Gedankenunterbrechung erinnert werden. Dann wird das Gedankenprotokoll als Hilfe zur Selbstbeobachtung vorgestellt (Arbeitsblatt 13; ◘ Abb. 3.36).

Danach werden hilfreiche, positive Gedanken im Plenum gesammelt. Mögliche Fragen dazu:

» Was wäre hilfreicher? Was würden andere/Sie denn (in der gleichen Situation) denken, wenn Sie gute Stimmung hätten?

Es wird betont, dass es bei den positiven Gedanken nicht darum geht, nun alles positiv zu sehen oder die Welt durch eine rosarote Brille zu betrachten, sondern hilfreiche und angemessene Gedanken zu finden. Die negativen automatischen Gedanken können auch als »Runterzieher« dargestellt werden, die angemessenen Gedanken als »Aufbauer«.

» z. B. … Um herauszufinden, welche negativen Gedanken bei Ihnen eine Rolle spielen, ist es wichtig, das eigene automatische Denken ein wenig zu beobachten. Der beste Hinweis für negative Gedanken sind Stimmungsverschlechterungen. Wenn Ihre Stimmung also schlechter wird, Sie sich kraftlos, niedergeschlagen oder unsicher fühlen und alles schwer fällt, dann sollten Sie sich fragen: »Was geht mir gerade durch den Kopf?« Solche Gedanken können z. B. sein: »Das schaffe ich nie«, »Es fällt mir schwer, mit dem Diabetes umzugehen«, »Keiner versteht mich, z. B. wenn ich ein Stück Kuchen ablehne und immer wieder eins angeboten bekommen«.
Alles, was Ihnen selbst auffällt, sollten Sie dann aufschreiben. Dafür haben wir eine kleine Hilfe vorbereitet. [Arbeitsblatt 13 »Gedankenprotokoll«] Es ist manchmal etwas schwierig, an die negativen Gedanken ranzukommen. Aber Sie haben letztes Mal schon eine Möglichkeit kennengelernt, mit der man die negativen Gedanken etwas einfacher erkennen kann, den Gedankenstopp.

Eine weitere Beispielsituation (z. B. diabetesspezifisch: Sie gehen zum Diabetologen oder Ihrem Hausarzt und erfahren, dass Sie einen deutlich erhöhten HbA_{1c}-Wert haben) vorgeben und Beispiele für negative Gedanken aus dem Teilnehmerkreis sammeln (z. B. »So ein Mist! Das bringt sowieso alles nichts. Ich werde das nie schaffen.«). Gemeinsam wird dann nach angemesseneren Gedanken gesucht (z. B. »Ich schaue jetzt auf meinen Schrittzähler und werde meine Schritte langsam steigern – dann bekomme

Arbeitsblatt 13	Das Gedankenprotokoll	Seite 1

So geht's das „Gedankenprotokoll“
Bitte notieren Sie auf dem Arbeitsblatt alle negativen automatischen Gedanken, die Ihnen bei einem bestimmten unerfreulichen Ereignis oder einer Situation, in der Sie sich schlecht fühlen, durch den Kopf gehen.
Überlegen Sie sich auch, welche aufbauenden Gedanken Ihnen beim selben Ereignis helfen könnten, Ihre Stimmung zu verbessern.

Beispiel:

Ereignis/Situation	Negativer automatischer Gedanke:	Angemessenerer Gedanke
Sie gehen zum Hausarzt oder Diabetologen und erfahren, dass Sie einen sehr hohen HbA_{1c} -Wert haben.	„So ein Mist! Das bringt doch sowieso alles nichts. Ich werde das nie schaffen.“	„Gut, dass ich bei meinem Arzt bin, dann kann ich besprechen, was ich gegen die hohen Blutzuckerwerte tun kann.“

Ereignis/Situation	Negativer automatischer Gedanke:	Angemessenerer Gedanke

Abb. 3.36 Arbeitsblatt 13: Das Gedankenprotokoll

ich das schon hin.« »Gut, dass ich beim Diabetologen/bei meinem Hausarzt bin, dann kann ich mit ihm besprechen, was ich tun muss.« Oder wenn Insulinpatienten in der Gruppe sind »Ich messe regelmäßiger und stimme genauer darauf ab, wie viele Einheiten Insulin ich spritze.«). Danach Fragen zum Vorgehen klären.

Anhand eines 3-stufigen Schemas werden die alternativen Gedanken erarbeitet (Arbeitsblatt 14: Drei Schritte zur Veränderung negativer, unangemessener Gedanken; ◘ Abb. 3.37)

1. Negativer automatischer Gedanke (als Aussage formuliert, keine Fragen)
2. Ist der Gedanke zutreffend oder ist der Gedanke hilfreich für Ihr Wohlbefinden? (Begründung)
   - wenn ja = ist kein irrationaler Gedanke, auf spätere Techniken (Karteikarten, positive Selbstinstruktionen) verweisen
   - wenn nein = siehe (3)
3. Was wäre ein hilfreicher, angemessener Gedanke? Was würden andere Personen mit guter Stimmung jetzt denken?

» z. B. … Gibt es auch positive, aufbauende Gedanken, die Sie denken? Welche Auswirkungen könnten diese Gedanken haben? Denken Sie an Situationen, in denen Sie sich gut gefühlt haben. Was ging Ihnen dabei durch den Kopf? Was würden Sie einer anderen Person raten, die mit diesen Sorgen zu Ihnen kommt?
Bei den positiven Gedanken geht es gar nicht darum, nun alles mit einer rosaroten Brille zu sehen, sondern es geht darum, hilfreiche und für Sie passende angemessenere Gedanken zu finden.
Dabei kann es helfen wenn Sie in 3 Schritten vorgehen…[Arbeitsblatt 14 auflegen und anhand eines Beispiels gemeinsam durchsprechen].

3.4.3.5 Übungsaufgaben (10 min)

Als Übungen für Zuhause sollen die Schrittzähler weiter angewendet und das Gedankenprotokoll (Arbeitsblatt 13) ausprobiert werden. Die Teilnehmer können auch ihre negativen Gedanken beim Tragen der Schrittzähler einmal notieren. Wenn möglich, werden auch schon angemessenere Gedanken in das Protokoll aufgenommen.

Dabei soll nun auch darauf hingewiesen werden, dass sich die Suche nach den angemesseneren Gedanken am Anfang ein wenig künstlich anfühlen kann. Entscheidend (als Abgrenzung zu einer plakativen »Positiv-Denken«-Ideologie) ist, einen funktionaleren Gedanken so zu formulieren, dass der Teilnehmer zumindest daran glauben könnte. Der Gruppenleiter weist darauf hin, dass diese Übung sehr wichtig ist und dass sich die aufbauenden Gedanken bei ausreichender Übung vermehrt einstellen und möglicherweise erst dann ihre positive Wirkung entfalten. Dabei wird darauf geachtet, dass alle Teilnehmer das Vorgehen verstanden haben.

» z. B. … Mit dem Gedankenprotokoll können Sie nun immer, wenn Sie sich schlecht fühlen, z. B. wenn Sie morgens schon mit schlechterer Stimmung aufwachen oder wenn Sie einen Bericht im Fernsehen über die Folgeerkrankungen beim Diabetes sehen, wenn Ihr Langzeitwert zu hoch ist, wenn Sie sich schlecht fühlen, weil sie das Stück Kuchen ablehnen müssen, weil das mit den Schrittzählern noch nicht so gut geklappt hat, wie sie das sich gewünscht haben etc., Ihre negativen automatischen Gedanken festhalten. Seien Sie dabei nicht zu kritisch mit sich. Die Notizen sind nur für Sie bestimmt. Die Gruppe bekommt diese nur zu sehen, wenn Sie das möchten. Und vielleicht fallen Ihnen auch schon andere, angemessenere Gedanken ein. Diese können Sie dann neben den negativen automatischen Gedanken notieren.
Oft ist es so, dass sich die hilfreichen Gedanken gerade am Anfang oft ein wenig künstlich anfühlen. Das ist völlig normal und hängt damit zusammen, dass die hilfreichen Gedanken oft eher ungewohnt und neu sind, während man die negativen automatischen Gedanken ja ganz gut kennt, an die ist man mehr gewöhnt. Gewohnheiten zu ändern ist immer sehr schwierig. Wichtig ist auch, den neuen Gedanken so zu formulieren, dass Sie zumindest das Gefühl haben, Sie könnten daran glauben, auch wenn das jetzt im Moment noch nicht so leicht ist.
Wer von Ihnen fährt denn Auto? Vielleicht können Sie sich einmal vorstellen, wie es sich anfühlen würde, in England Auto zufahren? Hat das jemand von Ihnen schon einmal versucht? Wie hat es sich am Anfang angefühlt? Wäre das Gefühl nach einem halben Jahr Autofahren in England immer noch komisch? Gibt es zur Übungsaufgabe noch Fragen?

3.4.3.6 Stundenbewertung, Abschluss und Verabschiedung (5 min)

Kurzes Fazit mit Gelegenheit, Unklarheiten und Fragen zu besprechen. Außerdem Ausblick auf die nächste Stunde (»Mehr positive und angemessene Gedanken«).

Jeder, der möchte, kann eine kurze Rückmeldung zur Sitzung geben. Die Beiträge werden nicht diskutiert, sondern jede Meinung wertschätzend stehen gelassen.

Jeder Teilnehmer füllt danach einen kurzen Rückmeldebogen zur Sitzung aus. Der Therapeut bewertet ebenfalls die Sitzung auf einem entsprechenden Bewertungsbogen.

Am Ende werden alle Teilnehmer für ihr Engagement verstärkt und freundlich verabschiedet.

Arbeitsblatt 14	Drei Schritte zur Veränderung negativer, unangemessener Gedanken	Seite 1

3 Schritte zur Veränderung negativer, unangemessener Gedanken

So geht's:
Notieren Sie Ihren negativen automatischen Gedanken unter Schritt 1. Beantworten Sie dann die Fragen in Schritt 2 und 3.

1. Schritt: Wie lautet Ihr negativer automatischer Gedanke?

2. Schritt: Ist der Gedanke zutreffend/hilfreich?
Wenn ja: dann ist es kein unangemessener Gedanke und muss nicht verändert werden
Wenn nicht: siehe 3. Schritt

3. Schritt: Was wäre ein hilfreicher, angemessener Gedanke?
Was würden andere Personen mit guter Stimmung denken?
Was würden Sie einer Person raten, die mit diesen Gedanken zu Ihnen kommt?

Abb. 3.37 Arbeitsblatt 14: Drei Schritte zur Veränderung negativer, unangemessener Gedanken

3.4.4 4. Sitzung (120 min): »Mehr positive und angemessene Gedanken«

- **Inhalt**
  1. Begrüßung, Rückschau und Ausblick
  2. Übungsaufgaben: Steigerung der Bewegung, kognitive Techniken
  3. Noch mehr angemessene Gedanken: Wiederholung und Erarbeitung angemessener Gedanken
  4. Top Ten der aufbauenden Gedanken
  5. Bilanz zum Modul »Gedanken, Bewertung und Wohlbefinden«
  6. Übungsaufgaben: »Dran bleiben«
  7. Stundenbewertung, Abschluss und Verabschiedung
- Material
  - Folie 6: Tagesordnung (◘ Abb. 3.38)
  - Arbeitsblatt 3: »Jeder Schritt zählt: Was möchte ich erreichen?« (◘ Abb. 3.8)
  - Arbeitsblatt 14: Drei Schritte zur Veränderung unangemessener Gedanken (◘ Abb. 3.37)
  - Arbeitsblatt 10: Was nehme ich mit? (◘ Abb. 3.26)
  - Beurteilungsbögen 1, 2, 3 (◘ Abb. 3.11, ◘ Abb. 3.12, ◘ Abb. 3.13)

3.4.4.1 Begrüßung, Rückschau und Ausblick (15 min)

Nach der üblichen Begrüßung der Teilnehmer werden gemeinsam die bisher erarbeiteten Bausteine des Moduls zusammengefasst, dabei werden die Teilnehmer für ihr Engagement verstärkt. Danach wird die heutige Stunde kurz anhand der Tagesordnung (Folie 6; ◘ Abb. 3.38) vorgestellt.

» z. B. … Schön, dass Sie wieder alle mit dabei sind. Heute ist Frau XY leider krank/verhindert. Dafür ist Herr YX, der letztes Mal krank war, wieder da. Dies freut uns sehr!
Zuerst möchte ich mit Ihnen gemeinsam die letzten 3 Stunden Revue passieren lassen. Zu Beginn haben wir die Ziele zur Steigerung Ihrer Bewegung mithilfe der Schrittzähler neu angepasst und Sie konnten in den letzten Wochen immer wieder ausprobieren, ob die Ziele passend waren und Sie damit gut zurecht gekommen sind.
Das Hauptthema der letzten 3 Sitzungen war jedoch der Zusammenhang zwischen Gedanken und Stimmung. Was konnten Sie dabei feststellen? [Weitere Zusammenfassung auf Teilnehmeraussagen aufbauen].
z. B. … Wir haben gesehen, dass man sich durch negative Gedanken richtig in eine negative Stimmung »hineinbohren« kann und es dann auch immer schwerer wird sich aufzuraffen. [Stimmungsdreieck heranziehen] Dann war es wichtig herauszufinden, was jeder Einzelne von Ihnen so an negativen Gedanken mit sich herumschleppt und wir haben hier in der Runde einige von diesen negativen Gedanken finden können, z. B. [Teilnehmerbeispiele der letzten Stunden nennen]
z. B. … Das Erkennen der automatischen negativen Gedanken ist sehr wichtig, um sie verändern zu können. Das Wissen um positive, aufbauende Gedanken ist ebenfalls sehr wichtig, um sie steigern zu können. Daher hilft es, die typischen negativen Gedanken aufzuschreiben und diesen dann aufbauende Gedanken entgegenzusetzen. Dafür haben wir in der letzten Stunde das Gedankenprotokoll gemacht. Damit konnten Sie schon einige Ihrer typischen negativen lähmenden Gedanken finden. Dazu haben Sie auch immer wieder geschaut, ob Sie vielleicht auch schon aufbauende, positive Gedanken finden können.
Hier haben Sie sich alle gegenseitig mit Ihren vielen Ideen gute Anregungen geliefert. Wahrscheinlich haben Sie oft gemerkt, dass Sie anderen Teilnehmern gut dabei helfen konnten, aufbauende Gedanken zu finden, während es bei Ihnen selbst etwas schwerer war und es sich auch ein wenig komisch angefühlt hat.
Um die positiven und angemesseneren Gedanken zu steigern, müssen die automatischen, negativen Gedanken unterbrochen und gestoppt werden und die aufbauenden Gedanken müssen richtig trainiert werden. Was hat Ihnen hier geholfen? [Methoden sammeln]
Zunächst würde ich heute gerne mit Ihnen Bilanz ziehen, wie das bisher mit der Bewegungssteigerung und den Schrittzählern geklappt hat und wie Sie mit den bisher besprochenen Techniken allgemein zurechtgekommen sind. Auch haben wir dann Zeit, Ihre Erfahrungen mit den Kontrolltechniken zu besprechen. Dann werden wir uns heute nochmals mit den Gedanken beschäftigen und gemeinsam in der Gruppe angemessene Gedanken suchen und die 3-Schritte-Technik anwenden.

3.4.4.2 Übungsaufgaben (30 min)

Steigerung der Bewegung: Jeder Schritt zählt!

Hierfür werden zunächst die Schrittzähler ausgewertet und alle Teilnehmer verschaffen sich einen Überblick über das bisher Erreichte bezüglich der Etappenziele anhand des Arbeitsblattes 3 »Jeder Schritt zählt: Was möchte ich erreichen?« (◘ Abb. 3.8) Wurden die Ziele erreicht? Wenn nicht, was muss dann verändert werden? Was könnten

Folie 6	Tagesordnung	Seite 1

Gedanken, Bewertung und Wohlbefinden

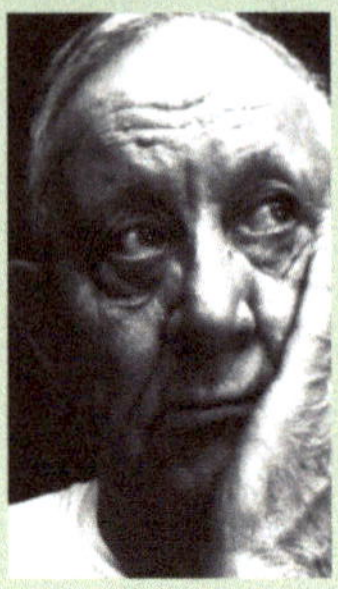

4. Sitzung:

Mehr positive und angemessene Gedanken

1. Begrüßung, Rückschau und Ausblick
2. Übungsaufgaben: Steigerung der Bewegung, Kognitive Techniken
3. Mehr angemessene Gedanken: Wiederholung und Erarbeitung angemessener Gedanken
4. Top Ten der aufbauenden Gedanken
5. Bilanz zum Modul „Gedanken, Bewertung und Wohlbefinden"
6. Übungsaufgaben: „Dran bleiben"
7. Stundenbewertung, Abschluss und Verabschiedung

Abb. 3.38 Folie 6: Tagesordnung

Etappenziele für die nächste Woche bzw. für den nächsten Monat sein? Wichtig: Verstärkung und Lob!

Gedankenprotokolle

Gemeinsam werden die Gedankenprotokolle diskutiert. Welche Situationen und welche negativen Gedanken wurden notiert? Konnten angemessene Gedanken gefunden werden? Gab es Probleme?

Wenn die Übungen zu Hause nicht ausprobiert wurden, können die Probleme besprochen bzw. möglicherweise behindernde Gedanken, z. B. in einer spezifischen Situation mit schlechter Stimmung am heutigen/gestrigen Tag, gemeinsam exploriert werden und angemessene Gedanken erarbeitet werden. Ziel ist, dass jeder Teilnehmer mindestens einen alternativen angemessenen Gedanken findet.

Pause (10 min)

3.4.4.3 Mehr angemessene Gedanken: Wiederholung und Erarbeitung angemessener Gedanken (20 min)

Gemeinsam mit den Teilnehmern werden nochmals einzelne Situationen gesammelt, in denen ein schlechtes Gefühl vorhanden war, dann die negativen Gedanken identifiziert und schließlich gemeinsam in der Gruppe hilfreiche, alternative Gedanken gesammelt. Die Gedankenprotokolle können hier herangezogen werden.

Anhand der schon bekannten Vorgehensweise in drei Schritten werden angemessene Gedanken erarbeitet (Arbeitsblatt 14; ◘ Abb. 3.37)

1. Negativer automatischer Gedanke (als Aussage formuliert, keine Fragen)
2. Ist der Gedanke zutreffend oder ist der Gedanke hilfreich für Ihr Wohlbefinden? (Begründung)
   - wenn ja = ist kein irrationaler Gedanke, auf spätere Techniken (Karteikarten, positive Selbstinstruktionen) verweisen
   - wenn nein = siehe (3)
3. Was wäre ein hilfreicher, angemessener Gedanke? Was würden andere Personen mit guter Stimmung jetzt denken?

Zeigt sich hier, dass bestimmte Aspekte noch unklar sind, kann darauf nochmals eingegangen werden.

3.4.4.4 Top Ten der aufbauenden Gedanken (10 min)

Zum Abschluss werden nochmals besonders hilfreiche und aufbauende Gedanken, Sätze oder Selbstinstruktionen gesammelt.

Beispiele für hilfreiche Selbstinstruktionen (in Anlehnung an Sharoff 2004)

- Ich kann mit der Krankheit leben. Ich bin zäh.
- Ich kann diesen Zustand aushalten, wenn ich will.
- Es wäre mir zwar lieber wenn ich die Krankheit nicht hätte, aber ich habe sie eben und werde mit ihr leben/lernen zu leben.
- Ich kann mit den Symptomen umgehen.
- Es gibt auch noch anderes im Leben, mit dem ich mich befassen kann.
- Ich mag diese Situation zwar nicht, aber ich kann es ertragen, wenn die Dinge nicht so laufen, wie ich es will.
- Mit dem Diabetes zu leben ist nicht einfach, aber ich schaffe es schon.
- Ich kann nichts mehr so leicht wie früher machen. Ich werde diese Tatsache akzeptieren und Schritt für Schritt in meinem eigenen Tempo loslegen.

3.4.4.5 Bilanz zum Modul »Gedanken, Bewertung und Wohlbefinden« (20 min)

Hier soll eine Gesamtbilanz über das Modul gezogen werden und die Teilnehmer beurteilen das bisher Erlernte zu den kognitiven Techniken. Was wurde erreicht? Hat sich etwas verändert? Was war wichtig? Was nehmen die Teilnehmer mit?

Anhand der Frage »Wie möchte ich an meinen negativen Gedanken weiterarbeiten?« überlegen die Teilnehmer, welche der Techniken weiter geübt werden sollen. Dies wird anhand des Arbeitsblattes 10 »Was nehme ich mit?« (◘ Abb. 3.26) festgelegt und genau geplant (Was, wann, wo, wie oft, ...?). Sinnvoll ist hierbei auch eine genaue Vorgabe, wie z. B. einmal in der Woche das Gedankenprotokoll machen oder die Karteikarten einmal am Tag durchlesen. Dies kann auch schriftlich für die nächste Woche festgelegt werden.

Dabei ist es wichtig, auf Fragen und Probleme einzugehen bzw. Versuche und Fortschritte zu verstärken, um die Teilnehmer dazu zu motivieren, die Techniken auch weiterhin anzuwenden.

3.4.4.6 Übungsaufgaben (5 min): »Dran bleiben«

Die Teilnehmer werden motiviert, die Bewegung mithilfe der Schrittzähler weiter zu steigern und die heute angepassten Ziele im Auge zu behalten. Darüber hinaus sollen die in diesem Modul besprochenen Techniken weiter angewendet werden. Offene Fragen werden anschließend besprochen und geklärt.

3.4.4.7 Stundenbewertung, Abschluss und Verabschiedung (10 min)

Kurzes Fazit mit Gelegenheit, Unklarheiten und Fragen zu besprechen. Wenn alle Teilnehmer gemeinsam mit demselben Modul weitermachen, dann kann ein kurzer Ausblick dazu gegeben werden.

Jeder, der möchte, kann eine kurze Rückmeldung zur Sitzung geben. Die Beiträge werden nicht diskutiert, sondern jede Meinung wertschätzend stehen gelassen.

Jeder Teilnehmer füllt danach einen kurzen Rückmeldebogen zur Sitzung aus. Der Therapeut bewertet ebenfalls die Sitzung auf einem entsprechenden Bewertungsbogen.

Am Ende werden alle Teilnehmer für ihr Engagement verstärkt und freundlich verabschiedet.

3.5 Modul Krankheitsbewältigung: »Krankheiten ins Leben integrieren«

- **Ziele**
  - Steigerung der Bewegung mithilfe der Schrittzähler
  - Sorgen verstehen lernen
  - Unterschiede zwischen rationalen und irrationalen Sorgen erkennenlernen
  - Hilfreiche Strategien (Verhalten/Gedanken) im Umgang mit verschiedenen angstvollen Sorgen kennenlernen
  - Die Bedeutung des Diabetes und anderer Erkrankungen für das eigene Leben erkennen
  - Ungleichgewichte erkennen: wie viel Raum nehmen der Diabetes und andere Erkrankungen im Leben der Patienten ein
  - Integration des Diabetes und anderer Erkrankungen in das Leben: Gleichgewichte schaffen
- **Übersicht**
  - 1. Sitzung: »Sorgen verstehen«
  - 2. Sitzung: »Sorgen bewältigen«
  - 3. Sitzung: »Ungleichgewichte erkennen – Anteil des Diabetes und anderer Erkrankungen am Leben«
  - 4. Sitzung: »Gleichgewichte schaffen – den Diabetes und andere Erkrankungen in das Leben integrieren«

3.5.1 1. Sitzung (120 min): »Sorgen verstehen«

- **Inhalt**
  1. Begrüßung und Ausblick
  2. Steigerung der Bewegung: Jeder Schritt zählt!
  3. Einführung in das neue Thema: »Sorgen verstehen lernen«
     - Die Sorgen der Teilnehmer
     - Sorgen gehören zum Leben dazu
     - Rationale vs. irrationale Sorgen
  4. Übungsaufgaben
  5. Fazit, Stundenbewertung und Abschluss
- **Material**
  - Folie 1: Tagesordnung (▫ Abb. 3.39)
  - Folie 2: Sorgenbereiche bei Diabetes (▫ Abb. 3.40)
  - Arbeitsblatt 2: Wie kann ich meine tägliche Schrittzahl steigern? (▫ Abb. 3.6)
  - Arbeitsblatt 3: »Jeder Schritt zählt: Was möchte ich erreichen?« (▫ Abb. 3.8)
  - Arbeitsblatt 15: Typische Sorgen in Bezug auf meinen Diabetes und andere Erkrankungen (▫ Abb. 3.41)
  - Beurteilungsbögen 1, 2, 3 (▫ Abb. 3.11, ▫ Abb. 3.12, ▫ Abb. 3.13)

3.5.1.1 Begrüßung und Ausblick (10 min)

Die Teilnehmer werden wie immer freundlich begrüßt, Neueinsteiger werden mit Namen vorgestellt. Im Anschluss daran stellen sich alle anderen Teilnehmer kurz vor. Es wird darauf hingewiesen, dass ein genaueres Kennenlernen in der Pause oder nach der Gruppe erfolgen kann. Dann folgt ein Überblick über das kommende Modul und die erste Sitzung wird anhand der Tagesordnung (Folie 1; ▫ Abb. 3.39) vorgestellt.

» z. B. … Ich begrüße Sie heute ganz herzlich zu unserer ersten Sitzung zum Thema »Krankheiten ins Leben integrieren«. Schön, dass Sie alle mit dabei sind. Besonders begrüßen möchte ich auch Frau Z, die ab heute bei unserem Gruppenprogramm mit dabei sein wird. Vielleicht können wir uns alle nochmals kurz mit Namen vorstellen. Im Laufe der Zeit werden Sie sich sicher alle noch etwas besser kennenlernen.
Zu Beginn unseres heutigen Treffens werden wir uns die Schrittzähler vornehmen und uns ansehen, wie Sie damit zurechtgekommen sind und welche Ziele Sie weiter verfolgen möchten.
Dann steigen wir in das spannende Thema »Krankheiten ins Leben integrieren« ein. Was verbirgt sich nun hinter diesem Titel? In den nächsten beiden

Folie 1	Tagesordnung	Seite 1

Krankheiten ins Leben integrieren

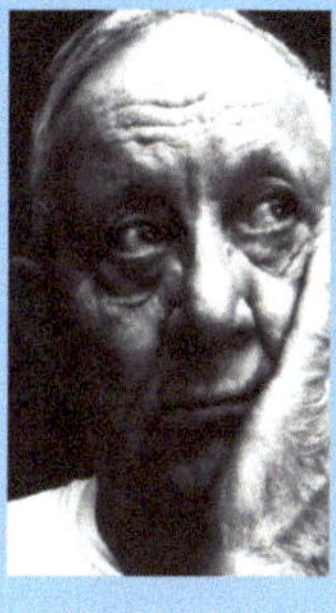

1. Sitzung:

Sorgen verstehen

1. Begrüßung und Ausblick
2. Steigerung der Bewegung: Jeder Schritt zählt!
3. Einführung in das neue Thema: „Sorgen verstehen lernen"
    - 3.1 Die Sorgen der Teilnehmer
    - 3.2 Sorgen gehören zum Leben dazu
    - 3.3 Rationale vs. irrationale Sorgen
5. Übungsaufgaben
6. Fazit, Stundenbewertung und Abschluss

Abb. 3.39 Folie 1: Tagesordnung

Sitzungen werden wir uns damit beschäftigen, welche Ängste und Sorgen in Bezug auf Ihren Diabetes oder andere Erkrankungen Ihnen das Leben schwer machen und wie Sie besser damit umgehen können. Dann werden wir uns damit auseinandersetzen, welche Bedeutung und welchen Raum der Diabetes und andere Erkrankungen in Ihrem Leben aktuell einnehmen und welchen Raum Sie dem Diabetes und den möglichen anderen Erkrankungen überhaupt geben wollen. Zunächst aber zu den Schrittzählern.

3.5.1.2 Steigerung der Bewegung: Jeder Schritt zählt! (40 min)

An dieser Stelle werden die Ziele bezüglich der Bewegungssteigerung aufgegriffen. Zu Beginn werden die Schrittzählerkurven ausgedruckt. Um Zeit zu sparen, kann dies schon geschehen, während die Teilnehmer Platz nehmen.

Die Neueinsteiger sollen in der kommenden Woche selbstständig ohne Zielvorgaben versuchen, Bewegung und Mobilität zu steigern. Anhand des Arbeitsblattes 2 »Wie kann ich meine tägliche Schrittzahl steigern?« (◘ Abb. 3.6) können mögliche Strategien besprochen werden. Dabei ist es wichtig, die Teilnehmer nach eigenen Ideen zu fragen.

Die Teilnehmer, die schon länger dabei sind, werden gefragt, wie es bisher geklappt hat, ob es Probleme gab und welche Erfahrungen mit den Schrittzählern gemacht wurden. Dann wird erarbeitet, ob bzw. wie die bisherigen Ziele verändert werden sollen, d. h., ob die Zielvorgaben nach unten angepasst, beibehalten oder gesteigert werden sollen. Für die Neueinsteiger erfolgt dieser Schritt in der nächsten Sitzung.

Anhand des Arbeitsblattes 3 »Jeder Schritt zählt: Was möchte ich erreichen?« (◘ Abb. 3.8) werden dann die Ziele ggf. angeglichen. Es können folgende Fragen gestellt werden:

- Welche kurzfristigen Etappenziele wurden erreicht?
- Welche mittelfristigen Etappenziele wurden erreicht?
- Welche kurz- und mittelfristigen Ziele wurden nicht erreicht? Warum nicht?
- Wie können die Etappenziele besser angepasst werden?
- Welches kurzfristige Ziel möchten Sie in den nächsten 4 Wochen erreichen?
- Welches mittelfristige Ziel streben Sie am Ende der Gruppe in 3 Monaten an?

Die Zielsetzung erfolgt individuell basierend auf der Baseline und der selbstständigen Steigerung. In der Kurzzeitphase werden kurz- (4 Wochen) und mittelfristige (12 Wochen) Ziele festgelegt. Die langfristigen Bewegungsziele (6 und 12 Monate) werden in der Langzeitphase erarbeitet.

Die Ziele werden schriftlich im Arbeitsblatt 3 »Jeder Schritt zählt: Was möchte ich erreichen?« (◘ Abb. 3.8) festgehalten, das oben aufgeführte Fragen enthält. Der Leiter soll besonders darauf achten, dass die Teilnehmer sich weder über- noch unterfordern.

Bei einer Reduktion der Zielvorgaben ist es wichtig, dass dies nicht als »Versagen« verstanden wird. Der Leiter betont, dass man ja noch gar nicht wissen kann, wie ein passendes Ziel aussieht und man dies erst im Laufe der Zeit für sich herausfinden muss. Dieser Baustein kann auch als Gruppenarbeit durchgeführt werden. Die Neueinsteiger erarbeiten sich diese Ziele in der nächsten Stunde, evtl. in einer 10- bis 15-minütigen Einzelbesprechung am Ende der Gruppe.

Pause (10 min)

3.5.1.3 Einführung: »Sorgen verstehen lernen« (50 min)

Die Einführung sollte möglichst interaktiv gestaltet werden, dabei werden die Erfahrungen und Beschreibungen der Teilnehmer mit einbezogen. In der Instruktion wird deutlich gemacht, dass es in dieser ersten Sitzung zunächst darum geht, die Sorgen zu sammeln, und in der zweiten Sitzung gemeinsam erarbeitet werden soll, wie mit diesen Sorgen umgegangen werden kann. Als Hilfsmittel für das Eruieren der Sorgen kann der Therapeut in dieser Sitzung die Bereiche aus dem Fragebogen zur Selbstfürsorge (SDSCA) verwenden. Im SDSCA werden 5 wichtige Bereiche aufgeführt, die sich mit diabetesbezogenem Verhalten beschäftigen. Mithilfe dieser Bereiche lassen sich die möglichen Sorgenthemen etwas eingrenzen und besser erfassen. Folgende Bereiche werden genannt: Ernährung, Bewegung und Sport, Blutzucker-Selbstkontrolle, Fußpflege und Rauchen. Die Bereiche werden auch im Begleitbuch aufgeführt und können als Folie 2 (◘ Abb. 3.40) unter »Sorgen gehören zum Leben dazu« oder »Angemessenheit von Sorgen« aufgelegt werden oder an der Flipchart aufgeführt werden.

CAVE: In der Sitzung sollte generell darauf geachtet werden, dass Patienten wegen auffälliger Sorglosigkeit in Bezug auf ihren Diabetes oder andere Erkrankungen nicht vor der Gruppe bewertet werden, also nicht: »Sie achten aber viel zu wenig auf sich und den Diabetes«. Auch sollte der Therapeut wenig normativ vorgehen, denn die Angemessenheit von Sorgen ist in den verschiedenen Fällen sehr individuell zu bewerten.

Die Sorgen der Kursteilnehmer (10 min)

Die Teilnehmer werden befragt, wann sie sich das letzte Mal um den Diabetes oder um andere Erkrankungen (möglicherweise auch Folgeerkrankungen des Diabetes) gesorgt haben.

Folie 2	Sorgenbereiche bei Diabetes	Seite 1

Fünf mögliche Sorgenbereiche bei Diabetes

Ernährung

Bewegung und Sport

Blutzucker-Selbstkontrolle

Fußpflege

Rauchen

Abb. 3.40 Folie 2: Sorgenbereiche bei Diabetes

> z. B. … Wann haben Sie zuletzt angstvolle Sorgen in Bezug auf Ihren Diabetes oder andere Erkrankungen verspürt? Welche Sorgen sind das? Können Sie diese Sorgen einmal beschreiben oder benennen? Oder machen Sie sich gar keine Sorgen um Ihren Diabetes oder um andere Erkrankungen?

Die Patienten sollen dabei das Arbeitsblatt 15 (▣ Abb. 3.41) zuhilfe nehmen und ihre Sorgen auf diesem Arbeitsblatt schriftlich festhalten. Dabei werden die Sorgen zunächst nur benannt und vermerkt, wie es dem Teilnehmer dabei geht. Die Bewertung der Angemessenheit erfolgt später in der Sitzung.

Sorgen gehören zum Leben dazu (15 min)

Mit den Teilnehmern wird nun die Funktion von Sorgen vor allem auch in Bezug auf den Diabetes und andere Erkrankungen erarbeitet.

> z. B. Haben Sie eine Idee, wann Sorgen bei einer chronischen Erkrankung wie dem Diabetes ganz sinnvoll sein können?

Dabei kann noch einmal Bezug zu dem Arbeitsblatt 15 (▣ Abb. 3.41) genommen werden. Anhand eines Beispiels sollen die beiden Pole »extremes Sorgen« vs. »Sorglosigkeit« erarbeitet werden.

> Als Diabetiker wissen Sie, dass Sie sich besonders gut um die Pflege Ihrer Füße kümmern sollten. Häufig finden sich gerade in Bezug auf die Fußpflege sehr unterschiedliche Ansichten. Eine Ansicht wäre a) »Ich schaue mehrmals täglich auf meine Füße und prüfe, ob ich noch Gefühl in den Füßen haben – hoffentlich verfaulen meine Füße nicht« (extremes Sorgen) und b) »Ich schaue nicht mehr oder weniger auf meine Füße als Menschen ohne Diabetes, wozu auch, so ein Fuß – dem passiert so schnell doch nichts« (Sorglosigkeit). Anhand des Beispiels habe ich Ihnen verschiedene Sichtweisen verdeutlicht, die auch als extremes Sorgen und Sorglosigkeit beschrieben werden können.

Angemessenheit von Sorgen (25 min)

Mit den Teilnehmern wird zusammengefasst, dass Sorgen auch eine völlig normale und sinnvolle Reaktion sein können und es in vielen Situationen hilft, sich adäquat zu verhalten. Zur Veranschaulichung kann z. B. an dieser Stelle Folie 2 (▣ Abb. 3.40) mit den 5 Sorgenbereichen des SDSCA mit folgender Instruktion aufgelegt werden: »Nach einer weltweiten Befragung haben Diabetiker Bereiche angegeben, in denen Sie sich zu viel oder zu wenig sorgen.«

Zuvor wurde mit den Teilnehmern bereits überlegt, wann Sorgen sinnvoll sein können, besonders dann, wenn man an einer chronischen Erkrankung leidet. Die folgenden Beispiele sollen die Angemessenheit von Sorgen sowie die Bewertung als sinnvolle vs. weniger sinnvolle Sorgen noch einmal verdeutlichen.

Anhand des Beispiels »Sie gehen nie zum Arzt, obwohl Sie wissen, dass Sie Diabetes haben, aber es ist Ihnen egal« werden die Folgen von zu wenig Sorgen bis hin zur Sorglosigkeit erarbeitet. Die Folgen von »überschießenden, blockierenden Sorgen« werden mit dem Beispiel »Nicht mehr zum Zahnarzt gehen« verdeutlicht.

Das Risiko für bestimmte Erkrankungen ist beim Diabetes erhöht und dies sollte mit einer »gesunden Angst« einhergehen, die zu Vorsichtsmaßnahmen führt, z. B. dem Achten auf eine gute Stoffwechseleinstellung. Dann werden bezüglich des Diabetes und der Folgeerkrankungen die Folgen von zu viel bzw. zu wenig Sorgen und deren kurz- und langfristige Konsequenzen gemeinsam erarbeitet. Eine zu große Sorge ist nicht hilfreich, beeinträchtigt die Lebensqualität und kann negative Folgen haben, z. B. einerseits durch extensive Vorsorgemaßnahmen und ständiges Sorgen und Grübeln (»Wer kennt das? Was sind hier die positiven und negativen Folgen?«). Andererseits ist zu wenig Sorge um sich und seinen Körper auch nicht sinnvoll, da dadurch möglicherweise regelmäßige Routineuntersuchungen vermieden und alle Sorgen erst einmal weit weggeschoben werden, realistische Bedrohungen werden bagatellisiert (»… das bisschen Zucker«) und potenziell lebensverlängernde Maßnahmen, wie eine indizierte Umstellung auf Insulin, trotz ärztlicher Erklärungen und Empfehlungen werden abgelehnt (»Wer kennt das? Welche positiven und negativen Folgen hat ein solches Verhalten?«).

Nun werden die zuvor gesammelten Sorgen noch einmal unter dem Gesichtspunkt der »Angemessenheit« von jedem Teilnehmer betrachtet.

> Nachdem Sie nun die beiden Beispiele gehört und wir zuvor bereits überlegt haben, welche Ängste sinnvoll sind, würde ich Sie bitten, dass sich jeder Teilnehmer noch einmal das Arbeitsblatt 15 mit seinen Sorgen anschaut und überlegt, ob diese angemessen sind oder nicht. Gerne können Sie sich dazu auch in der Gruppe oder in kleinen Gruppen austauschen.

3.5.1.4 Übungsaufgaben (5 min)

Die Teilnehmer werden gebeten, die Schrittzähler weiter anzuwenden und das Etappenziel für die nächste Woche zu verfolgen.

Außerdem werden die Teilnehmer angeregt, sich in der nächsten Woche anhand des heute begonnenen Arbeitsblattes nochmals zu beobachten und ggf. zu ergänzen, in welchen Situationen sie sich sehr viel oder auch zu wenig sorgen.

Arbeitsblatt 15	Typische Sorgen in Bezug auf meinen Diabetes und andere Erkrankungen	Seite 1

Typische Sorgen in Bezug auf meinen Diabetes und andere Erkrankungen:

Bitte notieren Sie auf diesem Blatt alle (sorgenvollen) Gedanken, die Ihnen in Bezug auf Ihre Diabetes-Erkrankung und andere Erkrankungen durch den Kopf gehen. Notieren Sie auch, wie es Ihnen dabei geht. In der dritten Spalte können Sie dann bewerten, ob Sie die Sorge für angemessen halten.

Sorgen um den Diabetes und die eigene Gesundheit	Wie geht es mir dabei, wenn ich mich sorge?	Halte ich diese Sorge für angemessen? Ja / Nein / Weiß nicht

Abb. 3.41 Arbeitsblatt 15: Typische Sorgen in Bezug auf meinen Diabetes und andere Erkrankungen

3.5.1.5 Fazit, Stundenbewertung und Ausblick (5 min)

Kurzes Fazit mit Gelegenheit, Unklarheiten und Fragen zu besprechen. Außerdem Ausblick auf die nächste Stunde (Umgang mit Sorgen).

Jeder, der möchte, kann eine kurze Rückmeldung zur Sitzung geben. Die Beiträge werden nicht diskutiert, sondern jede Meinung wertschätzend stehen gelassen.

Jeder Teilnehmer füllt danach einen kurzen Rückmeldebogen zur Sitzung aus. Der Therapeut bewertet ebenfalls die Sitzung auf einem entsprechenden Bewertungsbogen.

Am Ende werden alle Teilnehmer für ihr Engagement verstärkt und freundlich verabschiedet.

3.5.2 2. Sitzung (120 min): Sorgen sinnvoll nutzen

- **Inhalt**
  1. Begrüßung, Rückblick und Ausblick
  2. Besprechung der Übungsaufgaben
  3. Wie kann ich mit meinen angstvollen Sorgen umgehen?
  4. Übungsaufgaben
  5. Fazit, Stundenbewertung und Abschluss
- **Material**
  - Folie 3: Tagesordnung (◘ Abb. 3.42)
  - Abbildung »Das Waagemodell« (◘ Abb. 3.43)
  - Arbeitsblatt 3: Jeder Schritt zählt: Was möchte ich erreichen? (◘ Abb. 3.8)
  - Arbeitsblatt 16: Wie kann ich meine Sorgen sinnvoll nutzen? (◘ Abb. 3.44)
  - Beurteilungsbögen 1, 2, 3 (◘ Abb. 3.11, ◘ Abb. 3.12, ◘ Abb. 3.13)

3.5.2.1 Begrüßung, Rückblick und Ausblick (10 min)

Nach der üblichen freundlichen Begrüßung mit Hinweis auf fehlende Teilnehmer wird eine kurze Zusammenfassung der letzten Stunde gegeben. Fragen werden geklärt. Dann folgt ein kurzer Ausblick auf die heutige Sitzung anhand der Tagesordnung (Folie 3; ◘ Abb. 3.42).

» z. B. … Herzlich Willkommen zur zweiten Sitzung zum Thema »Meinen Diabetes und andere Krankheiten erfolgreich ins Leben integrieren«. Schön, dass so viele wieder dabei sind. Frau X ist heute leider krank.
In der letzten Sitzung haben wir uns zunächst ausführlich mit den Schrittzählern beschäftigt und Ziele für die nächsten Wochen festgelegt. Dann haben wir uns das Thema »Sorgen« vorgenommen und Sie haben Ihre typischen Sorgen gesammelt und auf einem Arbeitsblatt festgehalten. Weiterhin haben wir uns den Unterschied zwischen zu viel Sorgen und Sorglosigkeit anhand zweier Beispiele angeschaut und Sie haben Ihre eigenen Sorgen auf Angemessenheit hin überprüft. Wir haben auch festgestellt, dass es manchmal sein kann, dass Sorglosigkeit dazu führen kann, dass man sich gar nicht um den Diabetes kümmert, weil man denkt «Ach, das bisschen Alterszucker« oder man sorgt sich extrem vor Folgeerkrankungen, was dazu führen kann, dass man nur noch beim Arzt sitzt und das Leben nicht mehr richtig genießen kann. Erinnern Sie sich? Haben Sie dazu noch Fragen?
Heute beginnen wir wie immer mit den Übungsaufgaben, d. h., zuerst mit den Schrittzählern, dann schauen wir uns nochmals an, ob Sie vielleicht noch weitere Situationen gefunden und auf Ihrem Arbeitsblatt vermerkt haben, die sich durch zu viel oder zu wenig Sorgen auszeichnen. Dann werden wir uns ausführlich damit beschäftigen, wie Sie einen angemessenen Umgang mit den Sorgen zur Vorbeugung von unangemessener Sorglosigkeit finden können. Zunächst aber zu der Übungsaufgabe »Schrittzähler«.

3.5.2.2 Besprechung der Übungsaufgaben (15 min)

Steigerung der Bewegung: Jeder Schritt zählt!

Anhand des Arbeitsblattes 3 (◘ Abb. 3.8) wird das Thema »Bewegungssteigerung« besprochen. Wie hat es geklappt? Gab es Probleme? Die Zielbesprechung mit den Neueinsteigern kann hier oder im kurzen Einzelgespräch nach der Sitzung erfolgen. Wie in den anderen Modulen sollte in diesem Zusammenhang auch besprochen werden, wie ein »gutes Ziel« aussehen kann (s. auch ▶ Abschn. 3.1.5).

»Meine Sorgen in Bezug auf den Diabetes« (Arbeitsblatt 15; ◘ Abb. 3.41)

» Haben Sie weitere Situationen/Bereiche gefunden, in denen Sie Ihrer Meinung nach zu viel oder zu wenig Sorgen hatten?

3.5.2.3 Wie kann ich meine Sorgen sinnvoll nutzen? (60 min)

Wie kann ein sinnvoller Umgang mit den Sorgen aussehen? (20 min)

Als Beispiel für einen sinnvollen Umgang wird das Interview (▶ Tut was!) vorgestellt. Darauf wird im Folgenden immer wieder zurückgegriffen, mit der Frage:

Folie 3	Tagesordnung	Seite 1

Krankheiten ins Leben integrieren

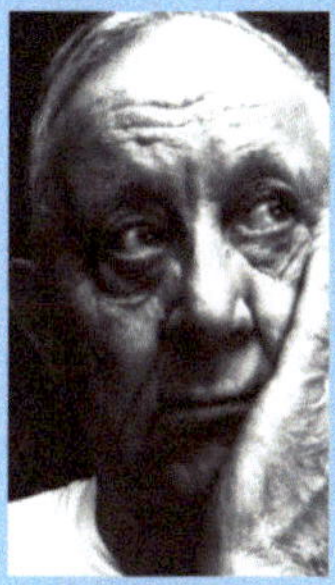

2. Sitzung:

Sorgen sinnvoll nutzen

1. Begrüßung, Rückblick und Ausblick
2. Besprechung der Übungsaufgaben
3. Wie kann ich mit meinen angstvollen Sorgen umgehen?
5. Übungsaufgaben
6. Fazit, Stundenbewertung und Abschluss

Abb. 3.42 Folie 3: Tagesordnung

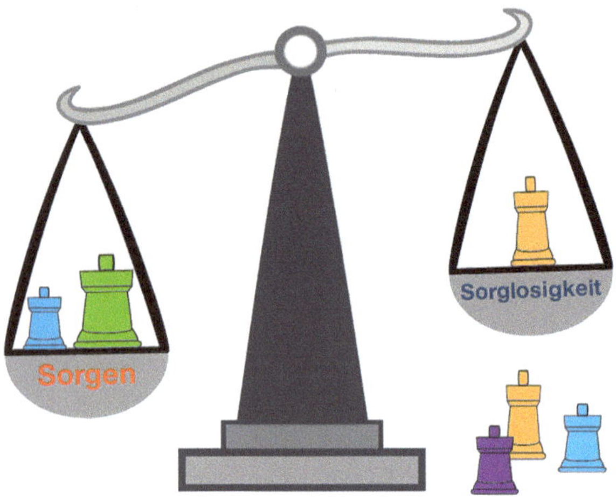

Abb. 3.43 Das Waagemodell

> Was hat dieser Diabetes-Patient im Verlauf anders gemacht? oder wie geht dieser Patient zuerst mit seinem Diabetes um, wie später?

Mit den Teilnehmern wird erarbeitet, dass das Ziel eine Balance zwischen extremen Sorgen und Sorglosigkeit ist. Dabei ist es wichtig, sich mit dem Diabetes in angemessener Art und Weise auseinanderzusetzen und nicht alle Gedanken daran vom Tisch zu wischen. Auch für diesen Umgang mit den Sorgen werden die Vor- und Nachteile besprochen.

An dieser Stelle kann auch das Waagemodell (Abb. 3.43) aufgegriffen werden, um die Balance für jeden Sorgenbereich als Ziel zu verdeutlichen.

Pause (10 min)

Ein hilfreicher Umgang (45 min)

Anhand eines Beispiels aus dem Teilnehmerkreis (z. B. Angst, dass der Diabetes schlechter wird und man dann Insulin spritzen muss, Ängste vor geistigem Abbau etc.) wird ein realistischer Umgang auf der Verhaltensebene erarbeitet: z. B. regelmäßig zum Arzt gehen, regelmäßige Blutzuckermessungen etc.

Anschließend wird mit den Teilnehmern die 3-schrittige gedankliche Vorgehensweise erarbeitet, die auch im Modul »Kognitionen« beschrieben wird und auf das Beispiel angewendet:

1. Sorgengedanke: negativer automatischer Gedanke (als Aussage formulieren, keine Fragen)
2. Ist mein Umgang mit dieser Sorge angemessen bzw. hilfreich? (Begründung)
3. Was wäre ein hilfreicher, angemessener Umgang? (Gedanke, Verhalten)

Anhand des Arbeitsblattes 16 (Abb. 3.44) sollen die Teilnehmer den Umgang mit den zuvor gesammelten Sorgen bewerten und in einem dritten Schritt gemeinsam erarbeiten, was ggf. ein hilfreicher Umgang mit den eigenen Sorgen wäre (ein hilfreicher Gedanke, hilfreiches Verhalten).

Dies kann in Kleingruppen erfolgen.

- Welche Gedanken oder Sätze würden mir im Umgang mit der Sorge helfen?
- Wie kann ich mich verhalten? Wie würde sich jemand verhalten, der in dieser Situation weniger Sorgen hat bzw. der das Thema nicht wegschiebt?

3.5.2.4 Übungsaufgaben (5 min)

Die Teilnehmer werden gebeten, die Schrittzähler weiter anzuwenden und das Etappenziel für die nächsten Wochen zu verfolgen.

Die Teilnehmer werden angeregt, die hilfreichen Vorgehensweisen bezüglich Gedanken und Verhalten auszuprobieren. Hierfür wird in der Großgruppe besprochen, in welchen Situationen ein solches Üben möglich ist. Diese Situationen werden im Patientenbegleitbuch notiert.

3.5.2.5 Fazit, Stundenbewertung und Ausblick (10 min)

Kurzes Fazit mit Gelegenheit, Unklarheiten und Fragen zu besprechen. Dann erfolgt eine kurze Vorschau auf die nächste Stunde (Umgang mit chronischen Krankheiten).

Im Folgenden wird Raum für eine kurze Rückmeldung zur Sitzung gegeben. Die Beiträge werden nicht diskutiert, sondern jede Meinung wertschätzend stehen gelassen.

Jeder Teilnehmer füllt danach einen kurzen Rückmeldebogen zur Sitzung aus. Der Therapeut bewertet ebenfalls die Sitzung auf einem entsprechenden Bewertungsbogen.

Am Ende werden alle Teilnehmer für ihre Offenheit und ihr Engagement verstärkt und freundlich verabschiedet.

3.5.3 3. Sitzung (120 min): »Ungleichgewichte erkennen – Anteil des Diabetes und anderer Erkrankungen am Leben«

- **Inhalt**
  1. Begrüßung und Ausblick
  2. Steigerung der Bewegung: Jeder Schritt zählt!
  3. Einführung und Übung: »Wie viel Raum nehmen mein Diabetes und andere Erkrankungen in meinem Leben ein?«
     - Praktische Übung mit der Lebensscheibe
     - Ungleichgewichte erkennen
  4. Übung für zu Hause
  5. Fazit, Stundenbewertung und Abschluss

- **Material**
  - Beispiellebensscheibe
  - Große gelbe Pappscheiben sowie blaue Kreissegmente in 10 verschiedenen Größen
  - Folie 4: Tagesordnung (Abb. 3.45)
  - Abbildung »Lebensscheibe« (Abb. 3.46)
  - Arbeitsblatt 3: »Jeder Schritt zählt: Was möchte ich erreichen?« (Abb. 3.8)
  - Arbeitsblatt 17: Vernachlässigte Lebensbereiche (Abb. 3.47)
  - Beurteilungsbögen 1, 2, 3 (Abb. 3.11, Abb. 3.12, Abb. 3.13)

3.5.3.1 Begrüßung (10 min): »Anteil des Diabetes und anderer Erkrankungen an meinem Leben«

Kurze Begrüßung der Teilnehmer. Dabei ist es wichtig, die regelmäßige Teilnahme zu loben. Auch sollte kurz auf fehlende Teilnehmer eingegangen werden bzw. Teilnehmer, die z. B. nach Erkrankung wieder dabei sind, begrüßt werden. Dann folgt ein kurzer Überblick über die Sitzung anhand der Tagesordnung (Folie 4; Abb. 3.45).

» Ich begrüße Sie ganz herzlich zur dritten Sitzung zum Thema »Krankheiten ins Leben integrieren« und freue mich sehr, dass Sie so zahlreich erschienen sind. Schön, dass auch Herr X wieder mit dabei ist. Heute werden wir in ein neues Thema einsteigen. Zunächst möchte ich aber auf die Schrittzähler eingehen. [Erläuterung der Tagesordnung]

3.5.3.2 Steigerung der Bewegung: Jeder Schritt zählt! (10 min)

Kurze Besprechung der Schrittzähler mit grafischer Rückmeldung. Dabei prüfen, ob die Zielvorgaben realistisch waren und diese ggf. modifizieren. Austausch über Erfahrungen und Probleme anregen (Arbeitsblatt 3; Abb. 3.8).

» Wie ist es Ihnen in der letzten Woche damit ergangen? Was ist gut gelaufen? Gab es Probleme oder Schwierigkeiten?«

3.5.3.3 Einführung und Übung: »Wie viel Raum nehmen mein Diabetes und andere Erkrankungen in meinem Leben ein?« (80 min)

Zunächst sollen die beiden folgenden Sitzungen kurz eingeführt werden.

Praktische Übung mit der Lebensscheibe

Zur Veranschaulichung sollen die Teilnehmer in dieser Sitzung praktisch mit der sog. Lebensscheibe (Abb. 3.46) arbeiten. Nachdem die Therapeutin die Lebensscheibe anhand eines Beispiels eingeführt hat, sollte jeder Teilnehmer seine eigene Lebensscheibe entwerfen. Anschließend können die Scheiben in der Gruppe vorgestellt und besprochen werden. Die Scheiben sollen dabei den IST-Zustand wiedergeben – wie viel Raum nehmen der Diabetes und andere Erkrankungen tatsächlich ein? Das Material zur Erstellung der Lebensscheibe sollte gut sichtbar auf den Tischen ausgelegt werden. Dies ist besonders wichtig für die Auswahl des blauen Segments (Diabetes und andere Erkrankungen), da verschiedenen Größen ausliegen.

» In der heutigen Sitzung möchte ich mit Ihnen gemeinsam erarbeiten, wie viel Raum der Diabetes und andere Erkrankungen in Ihrem Leben einnehmen. Dazu möchte ich ganz praktisch mit Ihnen arbeiten und zwar mit der sog. Lebensscheibe. Ich habe Ihnen hier eine solche Scheibe vergrößert mitgebracht und möchte Ihnen diese zunächst vorstellen. Sie sehen hier diesen großen gelben Kreis aus Pappe.
Der Teilnehmer, der diese Scheibe zuvor in einer anderen Gruppe bearbeitet hat, hat sich freundlicherweise bereiterklärt, dass wir seine Scheibe als Beispiel nutzen dürfen. Auf den gelben Kreis hat der Teilnehmer, wie Sie hier sehen können, Stichpunkte geschrieben.
Wir haben den Teilnehmer zuvor gebeten, sich vorzustellen, der gelbe Kreis sei sein gesamtes Leben und er sollte seine wichtigsten Lebensinhalte darauf vermerken. Sie sehen z. B. hier hat der Teilnehmer seinen Garten vermerkt, hier die Enkel und dort den Radsportclub. Wir haben den Teilnehmer nun gebeten, zu zeigen wie viel Raum von dieser gelben Scheibe der Diabetes und andere Erkrankungen einnehmen. Der Diabetes und die anderen Krankheiten werden symbolisiert durch diese blauen Kreissegmente, die Sie hier in 10 verschiedenen Größen vor sich sehen. Der Teilnehmer hat also zwischen den verschiedenen blauen Kreissegmenten das für sich passende Segment ausgewählt. Ich würden nun auch Sie alle bitten, sich einen gelben Kreis zu nehmen und zunächst Ihre wichtigsten Lebensinhalte in Stichpunkten auf diesem Kreis zu vermerken. Anschließend würde ich Sie bitten, sich die blauen Segmente hier auf dem Tisch genau anzusehen und das Segment auszuwählen, welches durch seine Größe am besten zeigen kann, wie viel Raum der Diabetes und andere Erkrankungen im letzten Jahr in Ihrem Leben eingenommen haben. Dabei sollten Sie nicht nur an die zeitliche sondern auch an die emotionale oder gedankliche Belastung denken.
Anschließend wollen wir uns die Lebensscheiben aller Teilnehmer gemeinsam anschauen. Wenn nun keiner mehr Fragen hat, kann losgelegt werden.

Pause (10 min)

Tut was!

(Quelle: www.chance-bei-diabetes.de; © WDV-Verlag 2006/08; Interview im Accu-Chek Journal)
Karl Moik, der »Vater des Musikantenstadls«, engagiert sich als Botschafter für die Stiftung »Chance bei Diabetes«. Deren Ziel ist es, den Typ-2-Diabetes durch eine Änderung des Lebensstils in den Griff zu bekommen. Im Folgenden finden Sie Auszüge aus einem Interview des Accu-Chek Journal mit Karl Moik.

Herr Moik, wann wurde bei Ihnen festgestellt, dass Sie Diabetes haben?
Das war 1994, als ein Freund von mir mit einem Schlaganfall ins Krankenhaus eingeliefert wurde. Den habe ich dann öfters besucht und bin dabei auch mit den Krankenschwestern und den Ärzten ins Gespräch gekommen. Ich wollte wissen, was die Gründe sind, dass man einen Schlaganfall bekommt. So sind wir auch auf Diabetes als eine mögliche Ursache gekommen. Die Krankenschwestern haben mich dann eingeladen, auch meinen Blutzucker zu testen. Also bin ich zwei Tage später mit nüchternem Magen zum Messen gekommen, und da hat sich herausgestellt, dass ich Diabetes habe.

Hat das dann sofort zu großen Veränderungen in Ihrem Lebensstil geführt?
Zunächst nicht, weil ich ja überhaupt keine Beschwerden hatte. Mein Arzt hat mir damals Tabletten verschrieben, die ich aber nur sehr unregelmäßig eingenommen habe. Meine persönliche Nachlässigkeit wurde noch dadurch begünstigt, dass ich sehr viel auf Tournee war und dabei an manchen Tagen bis zu 18 Stunden gearbeitet habe. Das schien auch eine lange Zeit gut zu gehen, bis es dann im Jahre 2002 zu einem einschneidenden Zwischenfall gekommen ist.

Was ist da passiert?
Ich war von der Karnevalsgruppe »Blaue Funken« aus Köln eingeladen worden, beim großen Umzug auf dem Präsidentenwagen mitzufahren. Am Abend wurde dann gefeiert, und bei dieser Veranstaltung hatte ich plötzlich einen Schweißausbruch und Schmerzen in der Brust. Natürlich wurde sofort ein Notarzt gerufen, der auch gleich die richtige Vermutung hatte: Herzinfarkt.

War dieser Einschnitt so etwas wie ein heilsamer Schock für Sie?
Das kann man sagen. Von diesem Zeitpunkt an habe ich Insulin gespritzt und bin mit meinem Diabetes nicht mehr so schlampig umgegangen, wie zuvor. Ich habe meine Ernährung geändert und 12 Kilo abgenommen, was traumhaft war, weil ich mich wesentlich wohler gefühlt habe. Früher war ich oft einfach zu gemächlich, aber in der Reha-Klinik habe ich mir vorgenommen: Jetzt wirst du ein aktiver Bua!
An meiner Lebensführung hat sich seither auch einiges geändert: Ich gehe jeden Morgen 20 Minuten in die Sauna, ich schwimme jeden Tag eine halbe Stunde, ich fahre Fahrrad und ich geh' mit dem Hund spazieren. Außerdem ernähre ich mich heute auch gesundheitsbewusst. Und wenn ich dabei mal ein wenig nachlässig werde, dann ist da immer noch meine Frau.

Wie oft testen Sie Ihren Blutzucker?
Normalerweise messe ich etwa drei bis vier Mal am Tag. Es ist mir sehr wichtig, meinen genauen Blutzuckerwert zu kennen. Denn das ist ja die Grundlage, auf der ich entscheiden kann, wie hoch die Insulindosis bei meiner nächsten Spritze sein muss.

Seit einigen Monaten sind Sie Botschafter der neu gegründeten Stiftung »Chance bei Diabetes«. Wie kam es dazu?
Schon im vorigen Jahr kam Professor Stephan Martin, der leitende Oberarzt der Deutschen Diabetes-Klinik in Düsseldorf, auf mich zu und hat mir den Vorschlag gemacht, Botschafter für die Stiftung »Chance bei Diabetes« zu werden. Das habe ich sehr gerne angenommen, denn wenn man schon eine gewisse Popularität hat, dann sollte man das auch nutzen.
Durch Vorsorge und durch eine Änderung des persönlichen Lebensstils kann jeder aktiv dazu beitragen, seinen Diabetes in den Griff zu bekommen. Zu den drastischen Folgen eines Diabetes gehören unter anderem Gefäß- und Nervenschäden und eine Schädigung der Netzhaut oder der Nieren. Diese so genannten diabetischen Folgeerkrankungen lassen sich durch die geeigneten Maßnahmen verhindern oder doch zumindest deutlich verzögern.

Was ist der Zweck der Stiftung »Chance bei Diabetes«?
Zum einen will die Stiftung denen, die bereits wissen, dass sie Diabetes haben, einen Fingerzeig geben, wie man möglichst gut damit umgehen kann. Und für mich als Botschafter ist es noch viel wichtiger, die Menschen, die nicht wissen, dass sie vielleicht Diabetes haben, dazu zu bewegen, dass sie zum Arzt gehen und sich untersuchen lassen.
Aber auch Menschen, die schon seit Jahren Diabetes haben, sollten sich regelmäßig untersuchen lassen, denn dadurch kann man die Behandlung immer auf einem optimalen Niveau halten und viele Folgeerkrankungen vermeiden.

Welchen Tipp haben Sie für die Leser, der sie motivieren kann, ihren Lebensstil zu überdenken und gegebenenfalls zu verändern?
Wem es nicht leicht fällt, aus eigener Initiative seinen Lebensstil zu ändern, der sollte sich zumindest in regelmäßigen Abständen untersuchen lassen. Man sollte sich Rat von kompetenten Ärzten holen und sich dann danach richten. Wenn ich das zusammenfassen soll: Nicht rauchen, sich vernünftig ernähren und sich mehr bewegen – dann ist man schon auf einem sehr guten Weg.

Arbeitsblatt 16	Wie kann ich meine Sorgen sinnvoll nutzen?	Seite 1

Wie kann ich meine Sorgen sinnvoll nutzen?

Sorgen um Diabetes und Gesundheit.	Halte ich meinen Umgang mit dieser Sorge für angemessen? Ja Nein Weiß nicht	Was wäre ggf. ein hilfreicher Umgang mit dieser Sorge ? (hilfreicher Gedanke, hilfreiches Verhalten)

Abb. 3.44 Arbeitsblatt 16: Wie kann ich meine Sorgen sinnvoll nutzen?

Folie 4	Tagesordnung	Seite 1

Krankheiten ins Leben integrieren

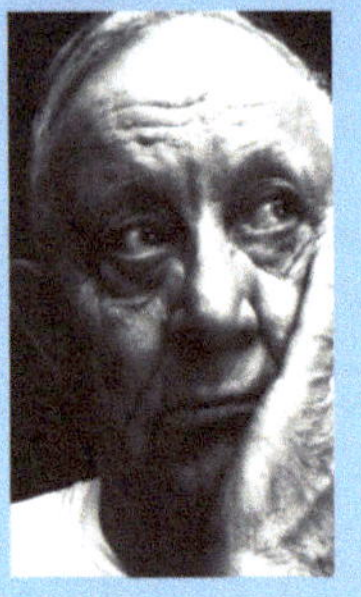

3. Sitzung:

Ungleichgewichte erkennen –

Anteil des Diabetes und anderer Krankheiten am Leben

1. Begrüßung und Ausblick
2. Steigerung der Bewegung: Jeder Schritt zählt!
3. Einführung und Übung: „Wie viel Raum nehmen mein Diabetes und andere Erkrankungen in meinem Leben ein?“

   3.1 Praktische Übung mit der Lebensscheibe

   3.2 Ungleichgewichte erkennen
4. Übung für zu Hause
5. Fazit, Stundenbewertung und Abschluss

Abb. 3.45 Folie 4: Tagesordnung

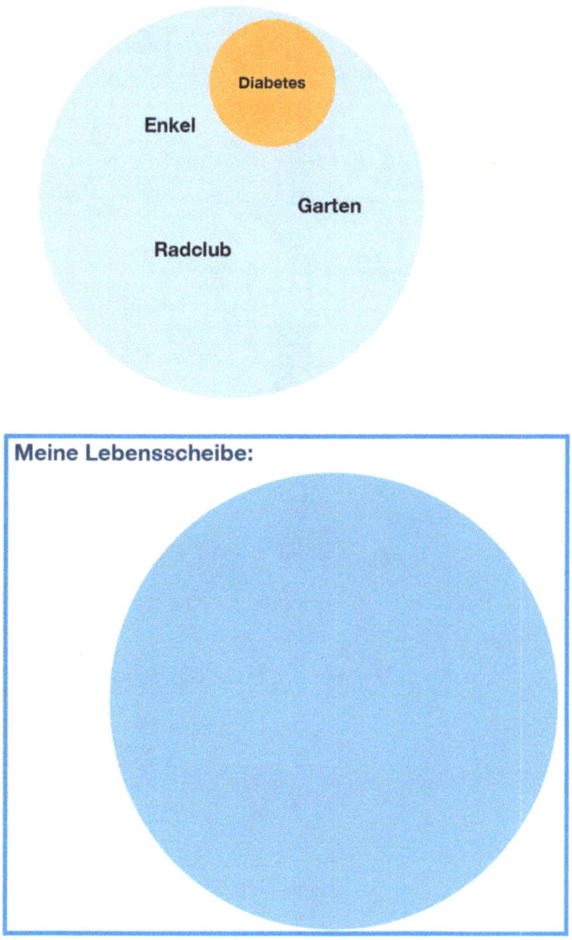

Abb. 3.46 Die Lebensscheibe

Ungleichgewichte erkennen

Anschließend sollen sich die Teilnehmer bezüglich Ihrer Lebensscheiben in der Gruppe austauschen und Eindrücke sammeln. Dabei sollen die Lebensscheiben auf den Tischen ausgelegt werden und die Patienten können sich alle Scheiben in Ruhe anschauen.

Danach wird eine zweite Runde durchgeführt, in der die Teilnehmer erneut ein blaues Segment auswählen und zwar ein Segment, das am besten zeigt, wie viel Raum die Teilnehmer ihrem Diabetes und anderen Erkrankungen eigentlich gewähren möchten, also »Wie viel Raum möchte ich geben?« (SOLL-Zustand).

Die Patienten sollen dann ihre IST- und SOLL-Scheiben nebeneinander legen und kurz beschreiben, was ihnen dabei auffällt bzw. durch den Kopf geht oder was sie in Hinblick auf die Fragestellung »Ist das eine gute Balance?« empfinden.

Anschließend erfolgt eine gemeinsame Betrachtung der Scheiben in der Gruppe.

» Sie alle haben nun Ihre Lebensscheiben erstellt und hier auf den Tischen ausgelegt. Ich möchte Ihnen nun Gelegenheit geben, sich darüber auszutauschen – möchte jemand von Ihnen seine Lebensscheibe der Gruppe vorstellen?
Nun haben Sie gezeigt, wie viel Raum der Diabetes und andere Erkrankungen in Ihrem Leben einnehmen und welche Bereiche auf Ihrer gelben Scheibe dadurch verdeckt werden oder möglicherweise zu kurz kommen. Ich würde Sie jetzt bitten, sich die blauen Segmente auf dem Tisch hier noch einmal anzuschauen und erneut ein Segment auszuwählen. Diesmal sollen Sie das Segment auswählen, das am besten zeigt, wie viel Raum Sie dem Diabetes und anderen Erkrankungen eigentlich geben möchten. Wie hätten Sie es eigentlich gerne? Wie wäre es wünschenswert für Sie?
Wenn Sie nun einmal beide Segmente nebeneinander legen – das Segment, das zeigt, wie viel Raum der Diabetes und andere Erkrankungen tatsächlich einnehmen, und wie viel Raum Sie eigentlich geben möchten. Was fällt Ihnen auf? Was geht Ihnen durch den Kopf, was fühlen Sie? Ist das Ihrer Meinung nach eine gute Balance?
Wir können uns nun auch noch einmal gemeinsam die Scheiben der anderen anschauen und darüber sprechen.

3.5.3.4 Übung für zu Hause (5 min)

Arbeitsblatt 17 »Vernachlässigte Lebensbereiche: Was ich schon lange wieder einmal machen wollte und sollte aber aufgrund meines Diabetes nicht gemacht habe« (Abb. 3.47): Möglicherweise ist bei der Bearbeitung der Lebensscheibe aufgefallen, dass es bei der Beschriftung des gelben Kreises Lücken gibt oder Bereiche vernachlässigt wurden. Auch kann es sein, dass durch das blaue Segment ein Bereich verdeckt worden ist. Dazu soll als Übungsaufgabe das Arbeitsblatt 17 »Vernachlässigte Lebensbereiche« (Abb. 3.47) bearbeitet werden. Wichtig dabei ist, dass es auch der Diabetes sein kann, der als Lebensbereich vernachlässigt wurde, nämlich dann, wenn die blaue Scheibe besonders klein ist.

3.5.3.5 Fazit, Stundenbewertung und Abschluss (5 min)

Kurzes Fazit mit Gelegenheit, Unklarheiten und Fragen zu besprechen. Außerdem Ausblick auf die nächste Stunde (Negative Gedanken genauer kennenlernen).

Jeder, der möchte, kann eine kurze Rückmeldung zur Sitzung geben. Die Beiträge werden nicht diskutiert, sondern jede Meinung wertschätzend stehen gelassen.

Jeder Teilnehmer füllt danach einen kurzen Rückmeldebogen zur Sitzung aus. Der Therapeut bewertet

Arbeitsblatt 17	Vernachlässigte Lebensbereiche	Seite 1

Was ich schon lange einmal wieder machen wollte oder sollte, aber wegen meines Diabetes nicht geschafft habe:

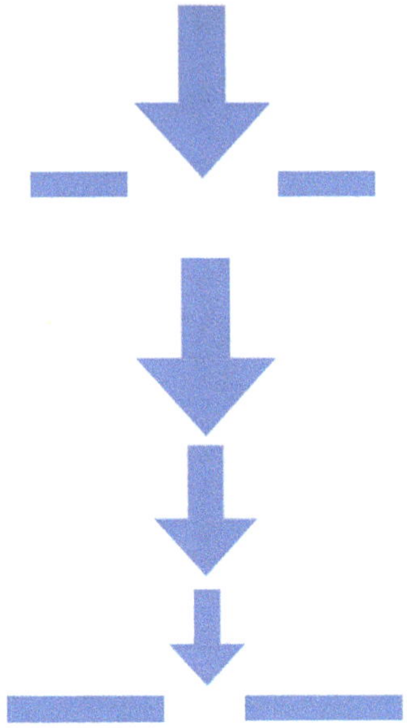

Abb. 3.47 Arbeitsblatt 17: Vernachlässigte Lebensbereiche: Was ich schon lange einmal wieder machen wollte oder sollte, aber wegen meines Diabetes nicht geschafft habe.

ebenfalls die Sitzung auf einem entsprechenden Bewertungsbogen.

Am Ende werden alle Teilnehmer für ihr Engagement verstärkt und freundlich verabschiedet.

» »Wer möchte, kann jetzt gerne noch kurz etwas zur heutigen Sitzung sagen. Sind Sie mit der heutigen Sitzung zufrieden? Gibt es Verbesserungsvorschläge?«

3.5.4 4. Sitzung (120 min): »Gleichgewichte Schaffen – Erkrankungen in das Leben Integrieren«

- **Inhalt**
  1. Begrüßung und Ausblick
  2. Steigerung der Bewegung: Jeder Schritt zählt!
  3. Besprechen der Hausaufgabe
  4. Einführung und Übungen: Gleichgewichte schaffen – am SOLL-Zustand arbeiten
     - Die Werkzeugkiste
  5. Bilanz ziehen
  6. Fazit, Stundenbewertung und Abschluss
- Material
  - Folie 5: Tagesordnung (◘ Abb. 3.48)
  - Arbeitsblatt 3: »Jeder Schritt zählt: Was möchte ich erreichen?« (◘ Abb. 3.8)
  - Arbeitsblatt 17: Vernachlässigte Lebensbereiche (◘ Abb. 3.47)
  - Arbeitsblatt 10: Was nehme ich mit? (◘ Abb. 3.26)
  - Beurteilungsbögen 1, 2, 3 (◘ Abb. 3.11, ◘ Abb. 3.12, ◘ Abb. 3.13)

3.5.4.1 Begrüßung, Rückblick auf das Modul (10 min)

Kurze Begrüßung der Teilnehmer. Dabei ist es wichtig, die regelmäßige Teilnahme zu loben. Auch sollte kurz auf fehlende Teilnehmer eingegangen werden bzw. Teilnehmer, die z. B. nach Erkrankung wieder dabei sind, begrüßt werden. Dann folgt ein kurzer Überblick über die Sitzung anhand der Tagesordnung (Folie 5; ◘ Abb. 3.48).

» Ich begrüße Sie ganz herzlich zur vierten Sitzung zum Thema »Erkrankungen erfolgreich integrieren« und freue mich sehr, dass Sie so zahlreich erschienen sind. Schön, dass auch Herr X wieder mit dabei ist. In den ersten beiden Sitzungen dieses Moduls haben wir uns damit auseinandergesetzt, wie man ein gesundes Maß an Sorgen für sich finden kann. In der letzten Sitzung haben wir uns anhand der Lebensscheibe gemeinsam angeschaut, wie sehr der Diabetes oder andere Erkrankungen in Ihrem Leben eine Rolle spielen und welche Gedanken und Gefühle damit verbunden sind. In der heutigen Sitzung wollen wir gemeinsam erarbeiten, wie Sie am SOLL-Zustand, den Sie in der letzten Sitzung anhand der zweiten blauen Scheibe für sich selbst gesetzt haben, arbeiten können.«

3.5.4.2 Steigerung der Bewegung: Jeder Schritt zählt! (20 min)

An dieser Stelle sollte eine Gesamtbilanz über die letzten 3 Sitzungen bezüglich der Bewegungssteigerung gezogen werden. Hierfür werden die Schrittzähler ausgewertet und alle Teilnehmer verschaffen sich einen Überblick über das bisher Erreichte bezüglich der Etappenziele anhand des Arbeitsblattes 3 »Jeder Schritt zählt«: Was möchte ich erreichen? (◘ Abb. 3.8) Wurden die Ziele erreicht? Wenn nicht, was muss dann verändert werden? Was könnten Etappenziele für die nächste Woche bzw. für den nächsten Monat sein? Sind die langfristigen Ziele realistisch?

Dabei ist es wichtig, auf Fragen und Probleme einzugehen bzw. Versuche und Fortschritte zu verstärken.

3.5.4.3 Besprechen der Hausaufgabe (20 min)

Besprechen der Übung für zu Hause: Arbeitsblatt 17 »Vernachlässigte Lebensbereiche: Was ich schon lange wieder einmal machen wollte und sollte« (◘ Abb. 3.47).

» Ich möchte nun gerne mit Ihnen das Arbeitsblatt besprechen, das Sie zu Hause ausgefüllt haben. Wer möchte denn als Erster beginnen und den anderen davon berichten, was er oder sie auf dem Arbeitsblatt vermerkt hat? Was haben Sie schon lange nicht mehr gemacht, obwohl es Ihnen sehr viel Spaß machen und Freude bereiten würde oder was haben Sie vielleicht schon lange nicht mehr gemacht, obwohl Sie es wieder einmal tun sollten?

Pause (10 min)

3.5.4.4 Einführung und Übungen: »Gleichgewichte schaffen – am SOLL-Zustand arbeiten« (40 min)

Gemeinsam wird mit den Teilnehmern noch einmal anhand der Lebensscheibe überprüft, wie der SOLL-Zustand in Bezug auf den Raum, den die Teilnehmer ihrem Diabetes und anderen Erkrankungen geben möchten, aussehen soll.

Anschließend soll überlegt werden, wie die Teilnehmer an ihrem individuell festgelegten SOLL- Zustand arbeiten möchten und können. Dabei sollen die Teilnehmer zunächst selbst überlegen, wie sie es hinbekommen könnten, dass ihr SOLL-Segment so wird, wie sie es sich vorstellen und wünschen würden.

Folie 5	Tagesordnung	Seite 1

Krankheiten ins Leben integrieren

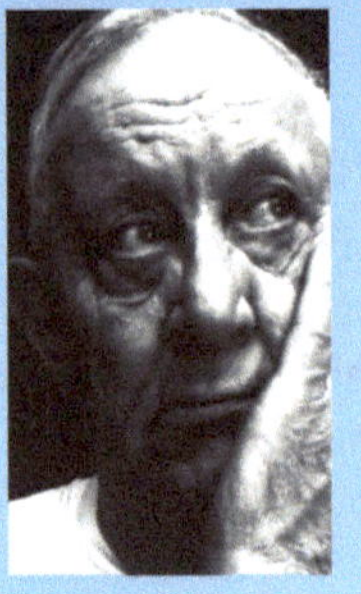

4. Sitzung:

Gleichgewichte schaffen –

Erkrankungen ins Leben integrieren

1. Begrüßung und Ausblick
2. Besprechen der Hausaufgabe
3. Steigerung der Bewegung: Jeder Schritt zählt!
4. Einführung und Übungen: Gleichgewichte schaffen - am SOLL-Zustand arbeiten
5. Bilanz ziehen
6. Fazit, Stundenbewertung und Abschluss

Abb. 3.48 Folie 5: Tagesordnung

Anschließend sollen Techniken aus der **Werkzeugkiste** (s. auch Begleitbuch, S. 132) zur Erreichung des SOLL-Zustandes im Sinne einer möglichen Strategie zur Zielerreichung angeboten werden.

» Zunächst möchte ich Sie bitten, sich noch einmal anhand Ihrer Lebensscheibe den SOLL-Zustand anzuschauen, d. h. das Segment, das Sie gewählt haben, als ich Sie gebeten habe, darzustellen, wie viel Raum Sie Ihrem Diabetes und anderen Erkrankungen gerne geben würden.
Wir wollen heute gemeinsam überlegen, wie Sie es hinbekommen, an Ihrem SOLL- Zustand zu arbeiten, sodass dieser so wird oder auch bleibt, wie Sie das möchten. In Ihrem Begleitbuch finden Sie auf S. 132 eine Werkzeugkiste, die viele verschiedene Techniken enthält.
Schauen Sie sich einmal alle Techniken an. Überlegen Sie, welche der Techniken Ihnen weiterhelfen könnte. Womit könnten Sie Ihren SOLL-Zustand erreichen? Vielleicht können wir auch die Gruppe dazu nutzen – tauschen Sie sich ruhig aus. Vielleicht können wir auch beispielhaft für das Problem von Frau X eine Lösung finden.

Werkzeugkiste

Die Werkzeugkiste enthält die wichtigsten Techniken und Hilfsmittel des Gruppenprogramms. Diese Übersicht ist auch im Begleitbuch auf S. 132 für die Patienten aufgeführt und dient als Übersicht für den Therapeuten wie auch den Patienten.

▪ 1. Aktiv werden

a) Jeder Schritt zählt Durch Bewegung können Sie viele positive Wirkungen erreichen, u. a. auf die Stimmung und den Diabetes. Steigern Sie Ihre tägliche Bewegung, z. B. über Spaziergänge. Hierbei hilft der Schrittzähler gut. Es hat sich hier bewährt, sich konkrete Ziele zu setzen.

b) Tagesprotokoll Anhand des Tagesprotokolls können Sie beobachten, wie sich bestimmte Aktivitäten auf Ihre Stimmung auswirken, also den Zusammenhang von Handeln (Aktivitäten) und Fühlen (Stimmung) beobachten.

c) Liste angenehmer Aktivitäten Natürlich findet jeder unterschiedliche Aktivitäten angenehm: Um passende Aktivitäten zu finden, können Sie die Liste angenehmer Aktivitäten nutzen.

d) Wochenplan Sie können Ihre Stimmung durch angenehme Aktivitäten positiv beeinflussen, z. B. Gymnastik machen, sich mit anderen treffen, Radio hören etc. Für eine langfristig ausgeglichene Stimmung ist ein Gleichgewicht von Pflichten und angenehmen Aktivitäten im Alltag wichtig. Planen Sie anhand des Wochenplans zu jeder Pflicht, z. B. einkaufen, auch etwas Angenehmes ein, wie anschließend Tee trinken.

e) Hindernisse erkennen und überwinden Natürlich fällt es nicht immer leicht, angenehme Aktivitäten durchzuführen. Dies können äußere Hindernisse sein, wie ein mangelndes Angebot an geeigneten Sportgruppen, aber auch innere Hindernisse, wie etwa eine niedergeschlagene Stimmung oder keine Lust. Es gibt jedoch auch Strategien, diese Hindernisse zu überwinden.

▪ 2. Arbeiten mit Gedanken

Über die Veränderung von Gedanken und Einstellungen können Sie erreichen, sich in bestimmten Situationen besser zu fühlen. Insbesondere in den Situationen, die Sie nicht verändern können.

a) Gedankenprotokoll Das Gedankenprotokoll hilft Ihnen dabei, negative Gedanken in Bezug auf ein bestimmtes Ereignis zu erkennen und hilfreichere Gedanken zu finden.

b) Gedankenstopp Wenn Sie merken, dass Sie negative Gedanken haben, unterbrechen Sie sich, z. B. mit einem lauten »Stopp!«, oder sagen Sie sich etwas wie »Ich höre jetzt auf darüber nachzugrübeln!«.

c) Kartentechnik/Signaltechnik Wenn Sie hilfreichen Gedanken gefunden haben, können Sie diese auf Post- oder Karteikarten schreiben und sich die Karten so oft wie möglich durchlesen. Sie können sich auch »Signale«, wie bunte Klebepunkte, setzen, um sich daran zu erinnern.

▪ 3. Krankheit ins Leben integrieren

a) Krankheitssorgen bewältigen Sorgen können eine angemessene Reaktion auf Belastungen wie den Diabetes sein. Die Sorgen können jedoch auch unangemessen sein. Daher ist es wichtig zu prüfen, ob die Sorge angemessen ist oder nicht. Sorgen Sie sich vielleicht zu viel oder zu wenig um den Diabetes und andere Erkrankungen? Auch ist es wichtig zu überlegen, wie ein angemessener Umgang mit den Sorgen aussieht, also was Ihnen langfristig hilft. Ziel ist es, eine Balance zwischen Sorglosigkeit und zu großen Sorgen zu finden. Auch hier hilft es, die Sorgen und hilfreichen Gedanken aufzuschreiben.

b) Diabetes integrieren Dem Diabetes einen angemessenen Raum und Bedeutung im Leben geben, d. h. genügend Zeit dafür einräumen, aber auch andere Bereiche im Leben nicht vernachlässigen. Denken Sie an Ihre Lebensscheibe!

- **4. Problemlösen**

Für bestehende Probleme Lösungen finden, z. B. durch die Definition eines Ziels, das Erkennen von Hindernissen und Ideensammlung zu möglichen Lösungen.

- **5. Soziale Kompetenz**

Soziale Kompetenz ist die Fertigkeit, gut mit anderen umgehen zu können, z. B. Kontakte aufzunehmen, um Hilfe zu bitten, Nein zu sagen.

3.5.4.5 Bilanz ziehen (10 min)

Die Teilnehmer können zum Abschluss des Moduls noch einmal anhand des Arbeitsblattes 10 »Was nehme ich mit« (◻ Abb. 3.26) Bilanz ziehen. »Was nehme ich aus diesem Modul mit? Was war gut, was hat Ihnen weiter geholfen?« An dieser Stelle kann auch darauf hingewiesen werden, dass die Lebensscheibe auch in der Langzeitphase wieder Thema sein wird. Die Teilnehmer haben dann die Gelegenheit, zu schauen, ob es Ihnen gelungen ist, Gleichgewichte zu schaffen.

» Wenn Sie an die letzten vier Sitzungen zurückdenken, was nehmen Sie mit? Was hat Ihnen besonders geholfen?
Unser Modul endet mit der heutigen Sitzung. Zum Abschluss möchte ich Ihnen gerne noch die folgende Metapher vorlesen, lassen Sie diese einfach einmal auf sich wirken:
Sie können verschiedene Arten von Vorstellungen von sich selbst und dem Alter und auch von Ihrem Leben mit dem Diabetes oder anderen Erkrankungen haben.
Stellen Sie sich nun einmal vor, Sie sind wie ein großartiges altes Gebäude, das im Laufe der Jahre viele Stürme abgehalten und unterschiedlichste Zeiten erlebt hat. Auch wenn es an einigen Stellen Schäden davon getragen hat und der Putz mittlerweile rissig ist, so ist es immer noch ein Haus, das seine Bewohner viele weitere gute Jahre schützen und beherbergen kann. Es hat den Stürmen Stand gehalten und ist fest in der Erde verankert. Trotz einiger Schwachstellen ist es ein Gebäude mit Geschichte und einem besonderen Charme, denn man hat sich daran gewöhnt, man mag es und fühlt sich darin wohl und geborgen. Neue oder frisch renovierte Häuser haben nicht den Charme und den Charakter dieses alten Gebäudes.

3.5.4.6 Stundenbewertung und Abschluss (10 min)

Wenn alle Teilnehmer gemeinsam mit demselben Modul weitermachen, dann kann ein kurzer Ausblick dazu gegeben werden. Werden die Teilnehmer aufgeteilt, werden die Teilnehmer der jeweiligen Module genannt und einige Worte zum jeweiligen Inhalt gesagt. Danach erfolgt die Bewertung der Stunde und die Verabschiedung.

» Wer möchte, kann jetzt gerne noch kurz etwas zur heutigen Sitzung sagen. Sind Sie mit der heutigen Sitzung zufrieden? Gibt es Verbesserungsvorschläge?

3.6 Toolbox für die Langzeitphase: Rückfallprophylaxe

- **Ziele**
  - Bilanzierung bezüglich der eigenen Zieldefinition und ggf. Veränderung
  - Anpassung von Zielen
  - Wiederholung wichtiger Inhalte und Techniken
  - Umgang mit Stimmungstiefs und Erkennen von Stimmungsverschlechterung
  - Langfristige Ziele formulieren
  - Ressourcen erkennen und stärken
- **Material**
  - Werkzeugbox mit allen bisher verwendeten Materialen sowie den neuen Arbeitsblättern:
    - Arbeitsblatt 18: Bilanz ziehen (◻ Abb. 3.49)
    - Arbeitsblatt 19: Meine Ziele für die Langzeitphase (◻ Abb. 3.50)
    - Arbeitsblatt 20: Doppelt hält besser (◻ Abb. 3.51)
    - Arbeitsblatt 21: Aktivitätenprotokoll (◻ Abb. 3.52)
    - Therapeutenbogen (◻ Abb. 3.53)

3.6.1 Einführung: Die Langzeitphase

In der 12-monatigen Langzeitphase sollen Techniken und Inhalte aus der Kurzzeitphase unter dem Teilnehmermotto »Doppelt hält besser« wiederholt werden. Die Teilnehmer sollen dabei Techniken und Strategien wiederholend erlernen und einüben, um auch langfristig mit depressiven Verstimmungen und negativen Folgen des Diabetes und Folgeerkrankungen besser umgehen zu können. Die Lebensqualität der Teilnehmer soll dadurch auch langfristig verbessert werden.

Dabei ist die Langzeitphase nicht wie die Kurzzeitphase in Modulen mit aufeinander aufbauenden Sitzungen konzipiert. Feste Bestandteile in der Langzeitphase sind ein einführendes Vorgespräch mit jedem Teilnehmer, der von der Kurzzeit- in die Langzeitphase einsteigt. Dieses kann optional individuell oder in der Gruppe erfolgen. Zudem ist eine festgelegte Strukturierung der Sitzungen und eine Werkzeugkiste mit Inhalten und Themen zur Gestaltung der Sitzungen vorgesehen. Diese Bestandteile werden im Folgenden erläutert.

3.6.2 Vorgespräch für Neueinsteiger in der Gruppe (20 min)

Um den Teilnehmern den Neueinstieg von der Kurzzeit- in die Langzeitphase zu erleichtern, findet ein Vorgespräch statt. Dieses kann optional vor der Gruppensitzung mit dem Teilnehmer in Form eines Einzelgesprächs oder gerade bei mehreren Neueinsteigern in der Gruppe durchgeführt werden.

In diesem ca. 15-minütigen Gespräch soll der Teilnehmer Ziele für die Langzeitphase definieren und eine kurze Bilanz über die Kurzzeitphase ziehen. Bereits in der Kurzzeitphase haben die Teilnehmer eigene Ziele im Rahmen des Gruppenprogramms definiert, dies soll auch ein wichtiger Bestandteil der Langzeitphase sein. Ziele, die die Teilnehmer im Vorgespräch der Kurzzeitphase definiert haben, sollen überdacht und ggf. verändert werden.

Möglicherweise haben die Teilnehmer bereits in der Kurzzeitphase etwas über sich und die eigenen Ziel lernen können – Erfahrungen, die Sie nun bei der Zielsetzung für die Langzeitphase mit einbringen können.

3.6.2.1 Einleitung zum Vorgespräch

Kurze Begrüßung des neuen Teilnehmers in der Gruppe oder optional in einem 15-minütigen Vorgespräch vor der Gruppensitzung. Es folgt ein kurzer Überblick über die Sitzung. Weiterhin sollte auf den Übergang von Kurzzeit- auf Langzeitphase eingegangen werden und dem Teilnehmer Zeit gegeben werden, über die zurückliegende Kurzzeitphase Bilanz zu ziehen.

» Ich begrüße Sie ganz herzlich zu unserem heutigen Gespräch und freue mich sehr, dass Sie gekommen sind. Nun liegt die Kurzzeitphase hinter Ihnen und Sie steigen heute in die Langzeitphase ein, d. h., Sie werden sich ab jetzt einmal im Monat in der Gruppe treffen und das Gruppenprogramm fortsetzen. Haben Sie dazu zunächst Fragen?
Gemeinsam mit den anderen Gruppenteilnehmern möchten wir für Sie heute kurz zurück, aber vor allem auch nach vorne schauen.
Heute werden wir gemeinsam Bilanz über die zurückliegende Kurzzeitphase ziehen und anschließend möchte ich gerne von Ihnen wissen, welche Ziele Sie sich für die Langzeitphase setzen möchten, die nun vor Ihnen liegt. Vielleicht haben Sie in der Kurzzeitphase einiges über sich und auch Ihre eigenen Ziele und Wünsche lernen können und Sie können diese Erfahrungen nun einfließen lassen.

3.6.2.2 Bilanz ziehen

In dem Vorgespräch oder optional zu Beginn der ersten Gruppe soll der Teilnehmer gemeinsam mit dem Therapeuten und der Gruppe Bilanz über die bisherige Zeit im Gruppenprogramm ziehen.

Die Teilnehmer sollen dazu folgende Fragestellungen bearbeiten (Arbeitsblatt 18 »Bilanz ziehen«; ◘ Abb. 3.49):

- Welche Ziele habe ich mir zu Beginn der Kurzzeitphase gesetzt?
- Was habe ich bisher erreicht? (an dieser Stelle auch auf Zwischenziele eingehen)
- Was ist mir besonders gut gelungen?
- An welchen Stellen hatte ich Probleme und Schwierigkeiten?
- Konnte ich die Probleme lösen? Wenn ja, welche Schritte habe ich dazu unternommen? Wenn nein, woran lag es?
- Würde ich einige Ziele heute anders formulieren? Wenn ja, wie würde ich meine Ziele heute definieren? Warum würde ich die Ziele heute anders formulieren?

Zunächst sollten die Teilnehmer für das Erreichen ihrer Ziele, aber auch für Bemühungen zur Zielerreichung gelobt werden und es sollte darauf geachtet werden, dass die Teilnehmer sich selbst auch dafür loben können. Es sollten zuerst die Dinge benannt werden, die gut gelungen sind. Gemeinsam kann dann überlegt werden, was dazu geführt hat, dass andere Ziele nicht erreicht wurden und ggf. sollten die Ziele oder die Strategie zur Zielerreichung modifiziert werden.

» In der heutigen Sitzung möchte ich gerne mit Ihnen Bilanz ziehen. Dazu würde ich sie bitten, sich daran zu erinnern, welche Ziele sie sich zu Beginn der Kurzzeitphase in dem Vorgespräch gesetzt haben? Können Sie sich daran noch erinnern; sie haben diese Ziele in Ihrem Begleitbuch auf dem Arbeitsblatt 1 aufgeschrieben. Vielleicht können wir dies gemeinsam anschauen. Welche Ziele oder auch Zwischenziele haben Sie bisher erreicht? Was ist Ihnen gut gelungen, sodass Sie Ihre Ziele erreichen konnten? Sind Schwierigkeiten oder Probleme aufgetreten? Wenn ja, wie sind Sie mit diesen Problemen umgegangen? Konnten Sie die Probleme lösen, vielleicht auch mithilfe verschiedener Techniken, die Sie aus der Gruppenprogramm kannten?
Woran würden Sie merken, dass Ihnen das Programm etwas geholfen hat, dass es sich gelohnt hat jede Woche in die Gruppe zu kommen?

Arbeitsblatt 18	Bilanz ziehen	Seite 1

Bilanz ziehen

Was habe ich für mich erreicht?

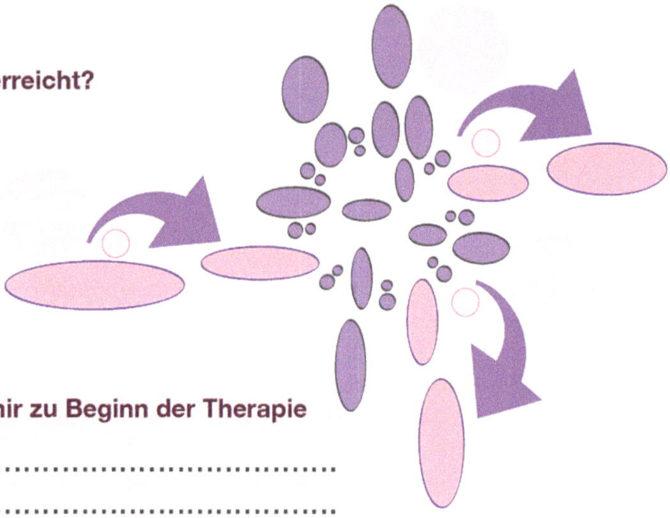

Welche Ziele habe ich mir zu Beginn der Therapie gesetzt?

Was ist mir gut gelungen?

An welchen Stellen gab es Probleme und Schwierigkeiten?

Waren meine Ziele realistische Ziele? Oder würde ich meine Ziele heute anders formulieren?

Abb. 3.49 Arbeitsblatt 18: Bilanz ziehen

Ich finde es bemerkenswert, wie Sie daran gearbeitet haben, Ihre persönlichen Ziele, die Sie sich gesteckt haben, zu erreichen. Das ist Ihnen wirklich gut gelungen!
An dieser Stelle Frau X hatten Sie Schwierigkeiten, das ist nicht schlimm, sondern etwas, woraus Sie wichtige Erkenntnisse gewinnen können. Was hätten Sie anders machen können? Wenn Sie sich Ihr Ziel anschauen, war das ein realistisches Ziel? Wenn ja, was hätten Sie anders machen können, um das Ziel zu erreichen?

3.6.2.3 Zieldefinition für die Langzeitphase

In der Sitzung soll der neue Teilnehmer langfristige Ziele definieren. Dazu sollen gemeinsam mit allen Teilnehmern folgende Fragestellungen bearbeiten werden:

- Was möchte ich nach einem Jahr für mich erreicht haben?
- Welche langfristigen Ziele habe ich mir gesetzt?
- Wie möchte ich diese Ziele erreichen?
- Was könnte notwendig sein, um diese Ziele erreichen zu können?
- An welchen Stellen könnten Probleme und Schwierigkeiten mit der Erreichung dieser Ziele auftreten?

Dazu dem Teilnehmer das Arbeitsblatt 19 »Meine Ziele für die Langzeitphase« (◘ Abb. 3.50) aushändigen.

» In der heutigen Sitzung möchte ich anhand der langfristigen Ziele, die Sie für sich aufgeschrieben haben, mit Ihnen besprechen, wie Sie diese Ziele erreichen können und was dafür notwendig ist, um diese Ziele zu erreichen? Was können Sie dazu beitragen? Worin sehen Sie bezüglich der Erreichung dieser Ziele Probleme?

3.6.3 Strukturierung der Sitzungen in der Langzeitphase

3.6.3.1 Einführung: Sitzungsstruktur in der Langzeitphase

Die Langzeitphase ist nicht wie die Kurzzeitphase in Modulen und aufeinander folgenden Sitzungen konzipiert, dennoch hat jede Sitzung eine feste Struktur, die wie folgt erläutert wird:

1. Begrüßung
2. Erstellung einer Tagesordnung in der Gruppe
3. Thema: Bewegung
4. Besprechung aktueller Themen und Probleme (1-2 Punkte)
5. Themen der Tagesordnung besprechen und mithilfe der Toolbox bearbeiten

3.6.3.2 Begrüßung und Erstellung der Tagesordnung

Jeder Teilnehmer, der in die Langzeitphase einsteigt, erhält zunächst das Arbeitsblatt 20 »Doppelt hält besser« (◘ Abb. 3.51) und soll dort die Techniken und Inhalte eintragen, die er in der Kurzzeitphase als besonders hilfreich empfunden hat. Der Teilnehmer kann dabei, die Bilanz-Arbeitsblätter (◘ Abb. 3.49), die am Ende jedes Moduls bearbeitet wurden, zuhilfe nehmen. Dieses Arbeitsblatt sollte zu jeder der nun folgenden Sitzungen mitgebracht werden und die Langzeitphase begleiten in dem Sinne, dass jeder Teilnehmer die für Ihn am besten geeigneten Techniken herausfinden kann.

Die Tagesordnung zu Beginn einer jeden Sitzung in der Langzeitphase soll von den Teilnehmern selbst erstellt werden. Es sollen dabei Themen, die die Teilnehmer gerne besprechen möchten, gesammelt und sich auf einen oder mehrere Punkte geeinigt werden. Das Thema soll im Anschluss mithilfe der Werkzeugkiste (▶ Abschn. 3.6.4), die Techniken aus der Kurzzeitphase enthält, bearbeitet werden. Auch wenn Teilnehmer aktuell von Problemen oder einer Stimmungsverschlechterung berichten, kann das als Anlass genommen werden, dies als Punkt in die Tagesordnung aufzunehmen. Gemeinsam kann dann in der Gruppe mithilfe des Repertoires an Übungen und Techniken aus der Werkzeugkiste überlegt werden, wie dem Teilnehmer geholfen werden bzw. dieser sein Problem gut lösen kann.

3.6.3.3 Thema: Bewegung

Da Aktivierung und Bewegung ein elementares Thema der Kurzzeitphase ist, sollte dieses auch in der Langzeitphase immer wieder aufgegriffen werden.

Zu Beginn einer jeden Sitzung sollte nach Erstellung der Tagesordnung die Aktivierung/Bewegung aller Teilnehmer kurz besprochen werden. Dabei soll es darum gehen, bei den Teilnehmern zu erfragen, ob es ihnen gelingt, das Bewegungsniveau, das sie in der Kurzzeitphase aufgebaut haben, zu halten. Falls dies nicht gelingt, kann überlegt werden, wie das Bewegungsniveau wieder gesteigert werden kann und welche Technik dem Teilnehmer dabei helfen könnte.

An dieser Stelle kann auch noch einmal auf die Schrittzähler eingegangen werden, indem erfragt wird, ob diese das Erhalten des Bewegungsniveaus in der Kurzzeitphase

Arbeitsblatt 19	Meine Ziele für die Langzeitphase	Seite 1

Meine Ziele für die Langzeitphase

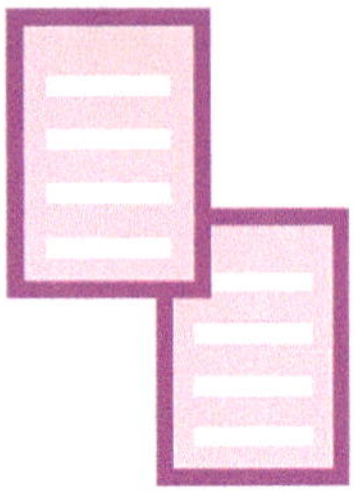

Was möchte ich am Ende der Langzeitphase erreicht haben?

....

....

....

....

....

....

....

....

....

....

....

Welche Ziele möchte ich mir für die nächsten 12 Monate stecken?

....

....

....

....

....

....

....

....

....

....

....

Abb. 3.50 Arbeitsblatt 19: Meine Ziele für die Langzeitphase

Arbeitsblatt 20	Doppelt hält besser	Seite 1

Hilfreiche Techniken wiederholen!

Was hat mir in der Kurzzeitphase besonders geholfen?

Eine bestimmte Technik?

Eine Strategie?

Ein Gedanke?

Ein Gespräch?

Abb. 3.51 Arbeitsblatt 20: Doppelt hält besser

erleichtert haben, ggf. können Patienten an dieser Stelle motiviert werden, die Schrittzähler noch einmal für einige Zeit zu tragen.

Den Teilnehmern sollte zudem zu Beginn der Langzeitphase mitgeteilt werden, dass zu den monatlichen Sitzungen die Möglichkeit besteht, die Schrittzähler auslesen zu lassen und eine grafische Rückmeldung zu erhalten. Dafür sollte der Therapeut auch in der Langzeitphase die mobilen Drucker zu jeder Sitzung bereithalten. Die Teilnehmer können so den Einsatz des Schrittzählers in Eigenverantwortung fortsetzen.

3.6.3.4 Besprechung aktueller Themen und Probleme

Auch für aktuelle Themen oder Probleme der Teilnehmer sollte Zeit eingeplant werden. Möglicherweise ist etwas Wichtiges in den letzten 4 Wochen passiert, das der Teilnehmer gerne in der Gruppe besprechen möchte. Dabei sollte der Therapeut darauf achten, dass die Zeit dennoch begrenzt ist und nicht immer alle Teilnehmer ein aktuelles Problem ansprechen können. Ein aktuelles Problem kann jedoch – wie bereits oben beschrieben – auch als Tagesordnungspunkt genutzt und innerhalb der Gruppensitzung bearbeitet werden.

3.6.3.5 Themen der Tagesordnung mithilfe der Werkzeugkiste bearbeiten

Die Themen auf der Tagesordnung sollten dann mithilfe der Toolbox bearbeitet werden. Dabei ist es wichtig, dass die Patienten selbst Techniken vorschlagen können und der Therapeut eine Auswahl und eine ausreichende Anzahl an Arbeitsblättern zu verschiedenen Techniken zur Verfügung hat. Auch der Therapeut kann an dieser Stelle Techniken einbringen bzw. auf Sitzungen und Inhalte aus der Kurzzeitphase verweisen. Anhand der Arbeitsblätter kann das Thema gemeinsam in der Gruppe bearbeitet werden. Die Teilnehmer sind dabei aktiv gefordert und können auch eigene Erfahrungen mit den verschiedenen Techniken einbringen. Die Werkzeugkiste ist auch im Begleitbuch enthalten, so dass die Teilnehmer leicht darauf zurückgreifen können.

3.6.3.6 Thema: Schrittzähler

Die Schrittzähler müssen in der Langzeitphase nicht durchgängig getragen werden. Das Einsetzen der Schrittzähler zur Erhöhung der Bewegungsleistung ist freiwillig und Entscheidung der Teilnehmer. Die Aktivierung und das Bewegungsniveau eines jeden Teilnehmers werden jedoch in jeder Sitzung der Langzeitphase explizit erfragt. Falls sich Probleme ergeben, können die Schrittzähler als Technik oder Strategie herangezogen werden.

Nach 6 und nach 12 Monaten tragen die Teilnehmer jeweils eine Woche vor der Sitzung erneut ihre Schrittzähler und protokollieren ihre Aktivitäten in dieser Zeit mithilfe eines Aktivitätenprotokolls (Arbeitsblatt 21; ◘ Abb. 3.52). An diese Messungen sollten die Teilnehmer frühzeitig durch den Therapeuten erinnert werden.

Weiter oben wurde bereits auf die kontinuierliche Möglichkeit der grafischen Rückmeldung (Auslesen der Schrittzähler) in der Langzeitphase hingewiesen.

3.6.3.7 Hinweise für den Therapeuten

Wichtig ist das Ausfüllen des Therapeutenbogens (◘ Abb. 3.53) nach jeder Sitzung. Im Therapeutenbogen sollte festgehalten werden, welche Inhalte und Techniken aus der Toolbox in der jeweiligen Sitzung verwendet worden sind.

3.6.4 Werkzeugkiste für die Langzeitphase

In der Werkzeugkiste sollten alle Techniken aus der Kurzzeitphase enthalten sein, mithilfe derer die Teilnehmer ihre Punkte aus der Tagesordnung bearbeiten können. Ziel der Langzeitphase ist es, dass die Teilnehmer lernen, die Techniken selbstständig in ihrem Alltag einzusetzen. Die Werkzeugkiste und die Bearbeitung der Tagesordnung in den Gruppen sollen dabei helfen, die Fertigkeit zu fördern und Probleme exemplarisch zu lösen.

Hier sind die wichtigsten Techniken und Hilfsmittel, die Sie in unserem Gruppenprogramm kennengelernt haben, zusammengefasst. Bei Schwierigkeiten können Sie sich so schnell einen Überblick verschaffen, was das Passende für Sie sein könnte!

- **1. Aktiv werden**

a) Jeder Schritt zählt Durch Bewegung können Sie viele positive Wirkungen erreichen, u.a. auf die Stimmung und den Diabetes. Steigern Sie Ihre tägliche Bewegung, z. B. über Spaziergänge. Hierbei hilft der Schrittzähler gut und es hat sich auch bewährt, sich konkrete Ziele zu setzen.

b) Tagesprotokoll Anhand des Tagesprotokolls können Sie beobachten, wie sich bestimmte Aktivitäten auf Ihre Stimmung auswirken, also den Zusammenhang von Handeln (Aktivitäten) und Fühlen (Stimmung) beobachten.

c) Liste angenehmer Aktivitäten Natürlich findet jeder unterschiedliche Aktivitäten angenehm: Um passende Aktivitäten zu finden, können Sie die Liste angenehmer Aktivitäten nutzen.

d) Wochenplan Sie können Ihre Stimmung durch angenehme Aktivitäten positiv beeinflussen, z. B. Gymnastik machen, sich mit anderen treffen, Radio hören etc. Für eine langfristig ausgeglichene Stimmung ist ein Gleichgewicht von Pflichten und angenehmen Aktivitäten im Alltag

Arbeitsblatt 21	Aktivitätenprotokoll	Seite 1

So geht`s:
Bitte notieren Sie auf diesem Arbeitsblatt für eine Woche, welche Aktivitäten Sie am Tag durchgeführt haben und welche Schrittzahl Sie an diesem Tag erreicht haben. Hierdurch können Sie erkennen, welche Aktivitäten besonders geeignet sind, um Ihre Schrittzahl zu steigern.

Datum	Aktivitäten	Erzielte Schrittzahl
Bsp. Montag 25.05.2009	- mit dem Hund 30 Minuten spazieren gewesen - Brötchen zu Fuß beim Bäcker in der Stadt geholt - abends TV geguckt	

Abb. 3.52 Arbeitsblatt 21: Aktivitätenprotokoll

Therapeutenbogen

Sitzung/Datum	Therapeut	Welche Inhalte/Techniken aus der Toolbox wurden verwendet?

Abb. 3.53 Therapeutenbogen

wichtig. Planen Sie anhand des Wochenplans zu jeder Pflicht, z. B. Einkaufen, auch etwas Angenehmes ein, wie anschließend Tee trinken.

e) Hindernisse erkennen und überwinden Natürlich fällt es nicht immer leicht, angenehme Aktivitäten durchzuführen. Dies können äußere Hindernisse sein, wie ein mangelndes Angebot an geeigneten Sportgruppen, aber auch innere Hindernisse, wie etwa eine niedergeschlagene Stimmung oder keine Lust. Es gibt jedoch auch Strategien, diese Hindernisse zu überwinden.

2. Arbeiten mit Gedanken

Über die Veränderung von Gedanken und Einstellungen können Sie erreichen, sich in bestimmten Situationen besser zu fühlen. Insbesondere in den Situationen, die Sie nicht verändern können.

a) Gedankenprotokoll Das Gedankenprotokoll hilft Ihnen dabei, negative Gedanken in Bezug auf ein bestimmtes Ereignis zu erkennen und hilfreichere Gedanken zu finden.

b) Gedankenstopp Wenn Sie merken, dass Sie negative Gedanken haben, unterbrechen Sie sich, z.B. mit einem lauten »Stopp!«, oder sagen Sie sich etwas wie »Ich höre jetzt auf darüber nachzugrübeln!«.

c) Kartentechnik/Signaltechnik Wenn Sie hilfreichen Gedanken gefunden haben, können Sie diese auf Post- oder Karteikarten schreiben und sich die Karten so oft wie möglich durchlesen. Sie können sich auch »Signale«, wie bunte Klebepunkte, setzen, um sich daran zu erinnern.

3. Krankheit ins Leben integrieren

a) Krankheitssorgen bewältigen Sorgen können eine angemessene Reaktion auf Belastungen wie den Diabetes sein. Die Sorgen können jedoch auch unangemessen sein. Daher ist es wichtig zu prüfen, ob die Sorge angemessen ist oder nicht. Sorgen Sie sich vielleicht zu viel oder zu wenig um den Diabetes und andere Erkrankungen? Auch ist es wichtig zu überlegen, wie ein angemessener Umgang mit den Sorgen aussieht, also was Ihnen langfristig hilft. Ziel ist es, eine Balance zwischen Sorglosigkeit und zu großen Sorgen zu finden. Auch hier hilft es, die Sorgen und hilfreichen Gedanken aufzuschreiben.

b) Diabetes integrieren Dem Diabetes einen angemessenen Raum und Bedeutung im Leben geben, d. h. genügend Zeit dafür einräumen, aber auch andere Bereiche im Leben nicht vernachlässigen. Denken Sie an Ihre Lebensscheibe!

4. Problemlösen

Für bestehende Probleme Lösungen finden, z. B. durch die Definition eines Ziels, das Erkennen von Hindernissen und Ideensammlung zu möglichen Lösungen.

5. Soziale Kompetenz

Soziale Kompetenz ist die Fertigkeit, gut mit anderen umgehen zu können, z.B. Kontakte aufzunehmen, um Hilfe zu bitten, Nein zu sagen.

Literatur

Arkowitz H, Westra HA, Miller, WR (2007) Motivational Interviewing in the Treatment of Psychological Problems. Guilford, New York

Forstmeier S, Maercker A (2008) Fortschritt der Psychotherapie. Probleme des Alterns (Band 33). Hogrefe, Göttingen

Halle M, Kemmer FW, Stumvoll M, Thurm U, Zimmer P (2008) Körperliche Aktivität und Diabetes mellitus. Evidenzbasierte Leitlinie der Deutschen Diabetes-Gesellschaft. www.deutsche-diabetes-gesellschaft.de (Online-Veröffentlichung).

Hautzinger M (2000). *Depression im Alter.*: Beltz/PVU, Weinheim

Sharoff K (2007). Leben mit chronischen und unheilbaren Krankheiten. Krankheitsbewältigung durch kognitive Fertigkeiten. Huber, Bern

Flexible Bausteine

Frank Petrak

F. Petrak et al., *Ältere Menschen mit Diabetes und Depression*,
DOI 10.1007/978-3-662-52911-9_4, © Springer-Verlag Berlin Heidelberg 2017

4.1 Baustein »Problemlösen«: Probleme lösen in 4 Schritten

Der Baustein »Problemlösen« ist flexibel einsetzbar und kann z. B. im Modul »Aktiv zum Ziel« in der 4. Sitzung genutzt werden, um Strategien im Umgang mit Hindernissen beim Durchführen von positiven Aktivitäten zu erarbeiten (◘ Abb. 4.1). Auch während der Rückfallprophylaxe soll der Baustein an geeigneter Stelle, z. B. wenn Probleme mit den erlernten Techniken zur Sprache kommen, herangezogen werden. Die Teilnehmer können auch dazu motiviert werden, diese Vorgehensweise in Verbindung mit den Techniken zur Gedankenunterbrechung anzuwenden, also z. B. nach dem Gedankenstopp.

Die Problemlösetechniken sind sehr einfach aufgebaut, wichtig ist die Vermittlung eines strukturierten Vorgehens in 4 Schritten:

1. **Schritt »Mein Problem«:** Was ist das Problem? Im ersten Schritt werden die Teilnehmer angeleitet, sich über den Ist-Zustand bzw. das Problem klar zu werden.
2. **Schritt: »Mein Ziel«:** Was möchte ich erreichen? Den Teilnehmern soll vermittelt werden, dass ein konkretes Ziel wichtig ist, nach dem Motto: »Wenn ich nicht weiß, wo ich hin möchte, dann brauche ich mich nicht zu wundern, wenn ich wo ganz anders ankomme.«
3. **Schritt »W-Fragen«:** Was kann ich tun? Welche Möglichkeiten gibt es? Wen kann ich fragen oder um Hilfe bitten? Wie gehe ich vor? etc. Hier sind die Teilnehmer zum Brainstorming anhand der W-Fragen anzuregen, um verschiedenste Lösungsvorschläge zu sammeln.
4. **Umsetzung planen:** Mit welchem Schritt fange ich an? Was kommt danach? Was mache ich, wenn es nicht funktioniert?

▪ Beispiel

Eine Teilnehmerin äußert Probleme, ihren täglichen Spaziergang durchzuführen. Gemeinsam mit der Gruppe wird das 4-schrittige Vorgehen durchgeführt. Zunächst wird die Teilnehmerin gebeten, das Problem genauer zu beschreiben. Zum Beispiel nimmt sie sich jeden Tag vor, eine halbe Stunde spazieren zu gehen, aber ständig kommt etwas dazwischen: mal ist das Wetter zu schlecht, mal sind viele Termine, dann die Hausarbeit, dann bringt die Tochter die Enkel vorbei, … (Schritt 1). Die Teilnehmerin wird gebeten, das Ziel so genau wie möglich zu beschreiben (Schritt 2). Anhand der W-Fragen sammelt die Gruppe Ideen zur Lösung des Problems. Beispielfragen können hierzu als Folie aufgelegt werden. Die genannten Lösungsvorschläge werden an der Flipchart gesammelt (Schritt 3). Dann wird ein Lösungsvorschlag ausgewählt und gemeinsam geplant, wie dieser umgesetzt werden kann und wie vorgegangen werden soll, wenn sich der erste Lösungsvorschlag als nicht zielführend herausstellt (Schritt 4).

Arbeitsblatt 22	Probleme lösen in 4 Schritten	Seite 1

So geht´s:
Beschreiben Sie zunächst unter Punkt 1 das Problem.
Vergleichen Sie den Zustand, wie es derzeit ist, mit dem Zustand, wie es sein sollte.
So können Sie dann unter Punkt 2 konkrete Ziele formulieren.
Sammeln Sie unter Punkt 3 so viele verschiedene Lösungsvorschläge, wie Ihnen einfallen, befragen Sie auch andere nach Lösungsideen.
Bewerten Sie diese Lösungsvorschläge dann in Punkt 4 und suchen Sie sich den Lösungsvorschlag aus, mit dem Sie beginnen!

1. Schritt „Mein Problem“: Was genau ist das Problem?

....

....

....

....

....

....

2. Schritt: „Mein Ziel“: Was möchte ich erreichen?

....

....

....

....

....

....

3. Schritt: „W-Fragen“-Sammeln von Lösungsvorschlägen:
Was kann ich tun? Welche Möglichkeiten gibt es?
Wen kann ich fragen oder um Hilfe bitten? Wie gehe ich vor?

....

....

....

....

....

Abb. 4.1 Arbeitsblatt 22: Probleme lösen in 4 Schritten

Arbeitsblatt 22	Probleme lösen in 4 Schritten	Seite 2

4. Umsetzung planen: Mit welchem Schritt fange ich an? Was kommt danach? Was mache ich, wenn es nicht funktioniert?

....

....

....

....

....

....

....

....

....

....

....

....

....

....

....

....

....

....

....

....

Abb. 4.1 (Fortsetzung)

4.2 Baustein »Soziale Kompetenz«: Schwierige Situationen im Umgang mit anderen Menschen

Der Baustein »Soziale Kompetenz« ist, wie der Baustein »Problemlösen«, flexibel einsetzbar. Auch hier werden einfachste Techniken vermittelt, auf ein ausführliches Soziales Kompetenztraining nach Hinsch und Pfingsten (2007) wird verzichtet. Zwischen Situationstypen wird nicht unterschieden, stattdessen stehen Bedürfnisse im Vordergrund, die die Teilnehmer gerne umsetzen möchten, es aber aufgrund mangelnder sozialer Kompetenz nicht können. Das Thema kann unter dem Titel »Schwierige Situationen im Umgang mit anderen Menschen« an geeigneter Stelle eingeführt werden.

Zunächst wird eine entsprechende Situation aus dem Teilnehmerkreis aufgegriffen. Bei älteren Patienten ist z. B. das Thema »um Hilfe bitten« häufig ein Problem. Diabetesbezogene Beispiele sind Blutzuckermessen oder Spritzen in der Öffentlichkeit, Neinsagen zu bestimmten Speisen, Pausen zum Essen einlegen oder während gemeinsamer Unternehmungen, andere wegen einer Unterzuckerbehandlung warten lassen etc.

Der Baustein kann auch allgemein, d. h. ohne konkrete Teilnehmerproblematik, eingeführt werden. Dann werden zu Beginn schwierige Situationen aus dem Teilnehmerkreis gesammelt. Zu einem konkreten Beispiel werden dann Kriterien für ein selbstsicheres Äußern des Bedürfnisses gesammelt. Folgende Fragen können hierzu gestellt werden: »Was sollte er/sie beim Äußern des Bedürfnisses beachten? Was sollte er/sie hingegen vermeiden?« Ziel ist, gemeinsam ein sozial kompetentes Vorgehen zu erarbeiten und Vorschläge zu sammeln. Dies kann im Anschluss im Rollenspiel geübt werden.

Die Rollenspiele sollen nicht als solche angekündigt werden, um die Teilnehmer nicht zu verunsichern. Stattdessen wird das Rollenspiel ganz unverbindlich eingeleitet. Wenn z. B. eine Teilnehmerin einen sozial kompetenten Vorschlag gemacht hat, dann kann der Leiter darum bitten, diesen Vorschlag zu konkretisieren (z. B. »Wie würden Sie dies denn ganz genau formulieren? Wie würden Sie reagieren?«). Dabei übernimmt der Leiter die andere Rolle und erzeugt so eine konkrete Übungssituation. Weiß die Teilnehmerin nicht weiter, dann können andere Gruppenteilnehmer einspringen und die Rolle übernehmen (z.B. »Haben die anderen vielleicht eine Idee? Wie könnte man das sagen?«). Jede Äußerung aus dem Teilnehmerkreis wird dabei verstärkt bzw. die positiven Aspekte wertgeschätzt. Kurze Spielsequenzen sind ausreichend.

Auf umfassende Feedbackrunden wird verzichtet. Am Ende des Rollenspiels kann jedoch gemeinsam überlegt werden, wie sich das Einfordern des Bedürfnisses angefühlt haben könnte und ob das Bedürfnis verständlich war. Hat vor allem ein Teilnehmer das Rollenspiel mitgestaltet, kann er/sie hierzu ebenso befragt werden. Danach können weitere Verbesserungsvorschläge gesammelt werden. Die Ergebnisse werden im Arbeitsblatt 23 »Soziale Kompetenz« (■ Abb. 4.2) festgehalten.

Wird der Baustein nach oder im Modul »Behandlung von Kognitionen« integriert, werden zur Situation passende hilfreiche Gedanken bzw. positive Selbstinstruktionen erarbeitet.

» z. B. ... Manchmal ist es ja auch sehr schwierig, seine Bedürfnisse zu äußern, weil man sich vorher Sorgen macht und denkt »das darf ich nicht«, »das steht mir nicht zu«, »das ist peinlich« »der andere versteht mich sowieso nicht« etc. Wahrscheinlich fällt es dann sehr schwer, sein Bedürfnis zu äußern. Kennen Sie das? Welche Gedanken hindern Sie daran? Haben Sie vielleicht eine Idee, was man sich stattdessen sagen könnte? Was würden Sie einer Bekannten raten? Was würden Sie denken, wenn es Ihnen gut ginge?

Am Ende kann das Stimmungsdreieck herangezogen und die Beispielsituation nochmals hinsichtlich der Auswirkungen für Gefühl, Verhalten und Gedanken jeweils für die unsichere und die sozial kompetente Vorgehensweise aufgezeigt werden. Den Teilnehmern wird so verdeutlicht, dass sozial kompetentes bzw. unsicheres Verhalten die Stimmung beeinflusst und durch entsprechende Gedanken »vorbereitet« wird. Die Bedeutung von aufbauenden Gedanken für sozial kompetentes Verhalten wird nochmals betont.

Im Rahmen dieses Bausteins kann die Liste für sozial kompetente Verhaltensweisen besprochen werden.

Wenn noch Zeit ist, dann können die Teilnehmer eine eigene Liste von schwierigen Situationen erstellen.

Übung macht den Meister! Auch hier ist es sehr wichtig, den Teilnehmern zu vermitteln, dass das Äußern von Wünschen und Bedürfnissen geübt werden muss.

Literatur

Hinsch R, Pfingsten U (2007). Gruppentraining sozialer Kompetenzen GSK. Beltz/PVU: Weinheim

Arbeitsblatt 23	Soziale Kompetenz	Seite 1

So geht´s:
Soziale Kompetenz ist die Fertigkeit, gut mit anderen umgehen zu können. Beispiele sind „Kontakte aufzunehmen“, „um Hilfe zu bitten“ oder „Nein zu sagen“.
Anhand dieses Arbeitsblatts können Sie sich auf herausfornernde Situationen vorbereiten und sich konkret überlegen, was Sie sagen möchten und wie Sie sich verhalten wollen.

Beschreibung der Situation

....

....

....

....

....

....

Was möchte ich sagen? Wie möchte ich mich verhalten?

....

....

....

....

....

....

Worauf möchte ich besonders achten? (Mimik, Blickkontakt, Lautsärke ...)

....

....

....

....

....

....

Abb. 4.2 Arbeitsblatt 23: Soziale Kompetenz

Anpassung und Evaluation des Therapiemanuals

Anpassung des Therapiemanuals an verschiedene klinische Settings

Frank Petrak

F. Petrak et al., *Ältere Menschen mit Diabetes und Depression*,
DOI 10.1007/978-3-662-52911-9_5, © Springer-Verlag Berlin Heidelberg 2017

Die im vorliegenden Manual beschriebene Vorgehensweise wurde für eine ambulante Gruppenverhaltenstherapie konzipiert und evaluiert. Daher basieren alle Angaben zur Wirksamkeit dieses Therapieansatzes auf der Behandlung von Patienten in diesem Setting.

Aus klinischer Sicht ist jedoch eine wohl überlegte und durch verhaltenstherapeutisch ausgebildete Psychotherapeuten angepasste Vorgehensweise durchaus denkbar und erfolgversprechend, sofern wesentliche Elemente des Manuals berücksichtigt werden. Begründet wird diese Erwartungshaltung u. a. damit, dass verhaltenstherapeutisch orientierte Interventionen mit meist weniger detailliert beschriebenen Vorgehensweisen ebenfalls ihre Effektivität in der Behandlung depressiver Menschen mit Diabetes belegt haben (Lustman et al. 1998; Safren et al. 2014), sodass ein gewisser Spielraum für eine therapeutische Flexibilität erwartet werden kann.

5.1 Stationäre Therapie

Die im Manual beschriebene Vorgehensweise oder Elemente einzelner Sitzungen können auch auf ein stationäres Setting übertragen werden, sofern die Anzahl der Therapiesitzungen ein Mindestmaß von etwa 6 Sitzungen nicht unterschreiten. So konnte gezeigt werden, dass Elemente des vorliegenden Manuals gut auf ein stationäres Setting in einer psychiatrischen Klinik (Cabanel et al. 2016) übertragen werden konnte.

5.2 Einzeltherapie

Die Übertragung der Vorgehensweise auf das Setting einer Einzeltherapie erfordert eine Anpassung bzw. Ersetzung der Techniken, die ein Gruppensetting erfordern. In der Durchführung durch verhaltenstherapeutisch qualifizierte Therapeuten sollte dies kein praktisches Problem darstellen.

Es bietet sich an, die Anzahl der Sitzungen auf den Rahmen einer Kurzzeittherapie mit etwa 25 Sitzungen (im Einzelfall ggf. länger) auszudehnen, um eine verbesserte Effektivität der Vorgehensweise in Bezug auf die Qualität der Stoffwechseleinstellung zu erreichen. Dabei kann die diabetesbezogene Problematik (z. B. ein anhaltend überhöhter HbA1c-Wert) im Sinne eines allgemeinen Problemlöseansatzes behandelt werden (◘ Abb. 5.1). Zur expliziten Fokussierung auf depressionsbezogene Themen und Ziele im engeren Sinne bietet sich eine analoge Vorgehensweise an, entweder in das diabetesbezogene Problemlösemodell integriert oder separat als ein zweites Problemlösemodell.

▪ Problemlöseansatz

Zunächst wird die diabetesbezogene Problematik als IST-Zustand und die dazugehörige Zielsetzung als SOLL-Zustand konkret beschrieben. Umfasst die Zielsetzung ein physiologisches Maß (wie z. B. den HbA1c-Wert) sollten immer auch konkret und operational definiert die Schritte beschrieben werden, die auf der Verhaltensebene notwendig sind, um dieses Ziel zu erreichen.

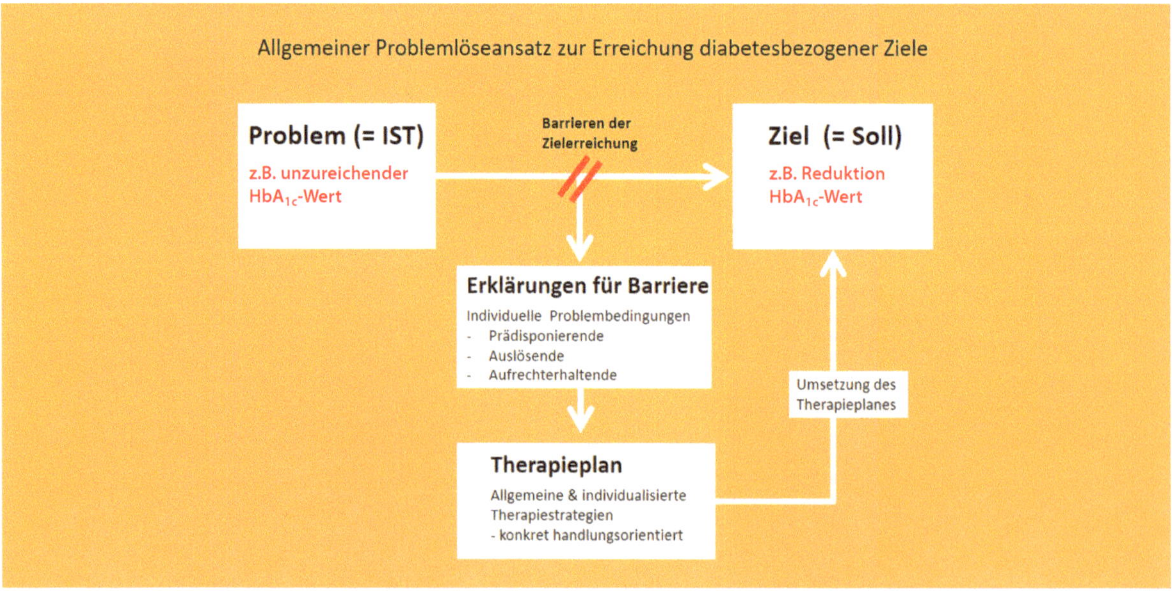

◘ **Abb. 5.1** Allgemeiner Problemlöseansatz zur Erreichung diabetesbezogene Ziele

Zur Erklärung der Diskrepanz zwischen dem aktuellen IST- und SOLL-Zustand werden Standardfragen der lerntheoretisch begründeten Makroanalyse in der Verhaltenstherapie gestellt:

- Prädisponierende Bedingungen: Welche Bedingungen haben dazu beigetragen, dass später die Problematik aufgetreten ist?
- Auslösende Bedingungen: Welche Bedingungen haben dazu beigetragen, dass die Problematik erstmalig aufgetreten sind?
- Aufrechterhaltende Bedingungen: Welche Bedingungen führen zur Aufrechterhaltung der Problematik?

In der Erarbeitung des Erklärungsmodells sollten an geeigneter Stelle die psychoedukativen Elemente des Therapiemanuals, insbesondere zur Interaktion von Diabetes und Depression, verwendet werden.

Aufbauend auf den gemeinsam erarbeiteten Erklärungen wird nun ein Therapieplan abgeleitet, der an den aufrechterhaltenden Bedingungen der Störungen und Probleme ansetzt. Wenn das sog. Erklärungsmodell schlüssig war, lassen sich in der Regel problemlos die Bedingungen erkennen, an denen man ansetzen müsste, um eine Veränderung zu erreichen (»Ansatzpunkte einer Veränderung«).

Für jeden therapeutischen Ansatzpunkt wird eine auf den Einzelfall angepasste Kombination allgemeiner und spezifischer therapeutischer Techniken und Strategien zur Zielerreichung ausgewählt. Insbesondere an diesem Punkt, können die verschiedenen Module des vorliegenden Manuals sinnvoll ausgewählt und kombiniert werden.

In der Behandlung von Menschen mit Diabetes und Depression ist besonders zu beachten, dass depressive Symptome und Störungen heilbar oder selbstlimitierend und somit zeitlich begrenzt sind, ganz im Gegensatz zum Leben mit dem Diabetes. Damit vorgeschlagene Verhaltensänderung bezüglich der diabetesbezogenen Ziele langfristig umsetzbar sind, kann die Rolle der Therapieadhärenz nicht hoch genug bewertet werden und erfordert eine besondere Aufmerksamkeit. Von zentraler Bedeutung ist es, den vorgeschlagenen Behandlungsplan und ggf. alternative Möglichkeiten umfassend zu erläutern, damit die Betroffenen informierte und eigenverantwortete Entscheidung für oder gegen die angebotenen Vorgehensweisen treffen können. Sollten diese sich gegen die Vorschläge aussprechen, wird im Rahmen der sog. partizipativen Entscheidungsfindung gemeinsam überlegt, welche Alternativen es gibt. An dieser Stelle wird es in vielen Fällen unumgänglich sein, im Sinne einer interdisziplinären Behandlung, den Patienten zu einem entsprechenden Gespräch mit dem behandelnden Arzt zu motivieren, um auch die ärztliche Perspektive einzubeziehen. Eine umfassende Einführung in die partizipative Entscheidungsfindung in der Diabetesbehandlung wurden von Weymann et al. (2013) beschrieben.

Wurde eine gemeinsame Einigung auf einen Therapieplan erreicht, geht es in den folgenden Sitzungen um die konkrete Umsetzung des besprochenen Therapieplanes. Von zentraler Bedeutung ist hierbei die fortlaufende Überprüfung der Zielerreichung und ggf. die Anpassung der Vorgehensweise.

Literatur

Cabanel N, Kundermann B, Hautzinger M, Hornig W, Kuhl H, Mirk C, Pankoke K, Petrak F, Schmidtner R, Müller MJ (2016) MVT – Ein Multiprofessionelles Verhaltenstherapeutisches Programm zur stationären Behandlung von Depressionen im höheren Lebensalter. Psychiatr Prax 43(4):222–224

Lustman PJ, Griffith LS, Freedland KE, Kissel SS, Clouse RE (1998) Cognitive Behavior Therapy for Depression in Type 2 Diabetes Mellitus - A Randomized, Controlled Trial. Ann Intern Med 129(8):613–621

Safren SA, Gonzalez JS, Wexler DJ, et al. (2014) A randomized controlled trial of cognitive behavioral therapy for adherence and depression (CBT-AD) in patients with uncontrolled type 2 diabetes. Diabetes Care 37(3):625–633

Weymann N, Dirmaier J, Härter M (2013) Partizipative Entscheidungsfindung in der Diabetestherapie – Von der guten Absicht zur guten Tat. In: Petrak F, Herpertz S. (Hrsg) Psychodiabetologie (S 281–297) Springer, Heidelberg

Evaluation des Manuals

Frank Petrak

F. Petrak et al., *Ältere Menschen mit Diabetes und Depression*,
DOI 10.1007/978-3-662-52911-9_6, © Springer-Verlag Berlin Heidelberg 2017

Das vorliegende Manual wurde in einer randomisierten kontrollierten Multicenterstudie (MIND-DIA Studie, Minor Depression and Diabetes) im Rahmen des Kompetenznetz Diabetes mellitus entwickelt und evaluiert und vom Bundesministerium für Bildung und Forschung finanziert. Ziel der MIND-DIA-Studie war es, die Wirksamkeit einer speziell auf die Situation von älteren Menschen mit Typ-2-Diabetes angepasste Depressionsbehandlung zu überprüfen. Primäre Zielgrößen waren die gesundheitsbezogenen Lebensqualität, die depressive Symptomatik, die Stoffwechseleinstellung und die Kosteneffektivität.

Wissenschaftliche Zielsetzung

Es sollte, nach 15 Monaten im Vergleich zur Baseline, die Langzeitwirksamkeit der Gruppen-KVT im Vergleich zu einer intensivierten medizinischen Standardtherapie evaluiert werden. Außerdem sollte geprüft werden, ob sich die Ergebnisse der Gruppen-KVT von denen einer »nicht therapeutischen« Gesprächsgruppe unterscheiden (für Details des Studiendesigns siehe (Petrak et al. 2010; Chernyak et al. 2009).

Methodik

Die Studie wurde als randomisierte, kontrollierte dreiarmige Multicenterstudie mit 166 geringgradig depressiven (3 bis 6 Depressionskriterien im SKID) Patienten mit Typ-2-Diabetes (Alter: 71,6 Jahre; ±4,4 Jahre) durchgeführt. Folgende Interventionen wurden angeboten:

1. Diabetesspezifische kognitive Gruppenverhaltenstherapie für Ältere (KVT),
2. Gesprächs- und Aktivitätengruppe, (GG),
3. intensivierte, ärztliche Standardbehandlung (»Treatment as usual«, TAU).

Nach 3 Monaten mit wöchentlichen Sitzungen folgte eine 12-monatige Langzeitphase mit monatlichen Sitzungen für Teilnehmer der KVT und GG (TAU-Visiten: vierteljährlich). In einer Intention-to-Treat-Analyse wurden Gruppenunterschiede hinsichtlich der psychischen (primärer Outcome, MCS des SF-36, z-Werte) und physischen (PCS des SF-36) Lebensqualität und der Depressionssymptome (HAMD-17) nach 15 Monaten im Vergleich zur Baseline mit Kovarianzanalysen untersucht. Gruppenunterschiede hinsichtlich der Prävention schwererer Depressionen wurden anhand einer Kaplan-Meier-Analyse evaluiert (Zielparameter: Zeit bis zum ersten Auftreten eines PHQ-9 Summenscores ≥10).

Erste Ergebnisse

Nach 15 Monaten zeigte sich eine Verbesserung der Depressionssymptome und der Lebensqualität (MCS) in allen Behandlungsgruppen, wobei in der Intention-to-Treat-Analyse kein signifikanter Unterschied bezüglich MCS, PCS und HAMD-17 zwischen den Gruppen beobachtet werden konnte.

In einer Completeranalyse, also mit den Patienten, die zuverlässiger an der Behandlung teilgenommen hatten, zeigte sich in der KVT Gruppe eine signifikant ausgeprägtere MCS-Verbesserung verglichen mit der SH Gruppe (Unterschied= 0,53; 95% CI: 0,01–1,06; p=0,046). In einer Sekundäranalyse nach multipler Imputation fehlender Werte ergab sich beim PCS eine signifikante Überlegenheit der KVT im Vergleich zu TAU (Unterschied= 0,36; 95% CI 0,06–0,66, p=0,018).

In der Kaplan-Meier-Analyse, wurden signifikant weniger schwere Depressionen in der KVT verglichen mit der TAU-Gruppe (p-Wert=0,038) berichtet. Nach 440 Tagen hatten in der TAU-Gruppe 50% der Patienten eine mittelgradige bis schwere Depressionssymptomatik, in der Gesprächsgruppe betraf dies 40% der Patienten und in der Verhaltenstherapiegruppe 36% der Patienten (Petrak et al. 2015).

Weitere Auswertungen bzw. Publikationen befinden sich zum Zeitpunkt der Drucklegung dieses Manuals in Vorbereitung.

Schlussfolgerungen

Erste Ergebnisse weisen darauf hin, dass die postulierte Überlegenheit der KVT gegenüber TAU und GG im Hinblick auf eine Verbesserung der Lebensqualität und Depressivität nicht bestätigt werden konnte. Sekundäranalysen weisen darauf hin, dass Patienten, welche an mehr Sitzungen bzw. Visits teilnehmen, eher von der KVT profitieren. Insgesamt zeigte sich für alle Betroffenen ein hohes Risiko für eine Progression der Depression von einer leichten zu einer mittelgradigen oder schweren Symptomatik nach 15 Monaten.

Die Ergebnisse weisen auf eine gute Wirksamkeit aller überprüften Interventionen hin, wobei bei konsequenter Nutzung der KVT der Effekt dieser Behandlung am stärksten zu sein scheint. Eine besondere Effektivität der KVT konnte in der Prävention von schweren Depressionsverläufen für diese Patientengruppe belegt werden. Insgesamt stellt das hier vorgestellte Therapiekonzept eine wissenschaftlich gut evaluierte Behandlungsoption für ältere Menschen mit leichten Depressionen und Typ-2-Diabetes dar.

Literatur

Chernyak N, Petrak F, Plack K, Hautzinger M, Mueller MJ, Giani G, Icks A (2009) Cost-effectiveness analysis of cognitive behaviour therapy for treatment of minor or mild-major depression in elderly patients with type 2 diabetes: study protocol for the economic evaluation alongside the MIND-DIA randomized controlled trial (MIND-DIA CEA). BMC Geriatr 9:25

Petrak F, Hautzinger M, Plack K, Kronfeld K, Ruckes C, Herpertz S, Müller MJ (2010) Cognitive behavioural therapy in elderly type 2 diabetes patients with minor depression or mild major depression: study protocol of a randomized controlled trial (MIND-DIA), BMC Geriatr 10:21

Petrak F, Hautzinger M, Müller M, Kronfeld K, Ruckes C, Herpertz S (2015) »Wohlfühlen trotz Diabetes« – Evaluation eines verhaltenstherapeutischen Gruppen-programms zur Steigerung der Lebensqualität bei älteren Menschen mit Typ-2-Diabetes und leichten Depressionen: Eine randomisierte kontrollierte Multicenterstudie (MIND-DIA, Minor Depression in Diabetes). Deutscher Kongress für Psychosomatische Medizin und Psychotherapie, 25 bis 28 März 2015, Berlin

Serviceteil

F. Petrak et al., *Ältere Menschen mit Diabetes und Depression*,
DOI 10.1007/978-3-662-52911-9,

Stichwortverzeichnis